了解你，理解我

阿斯伯格青少年和成人社会生活实用指南

[美]南希·J. 帕特里克 著　陈　烽 译
Nancy J. Patrick

A Practical Guide to Day-to-Day Life
SOCIAL SKILLS
for TEENAGERS and ADULTS
with ASPERGER SYNDROME

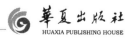

本书献给阿斯伯格青少年和成人，

他们只是希望有人理解自己，也渴望了解他人。

致　　谢

感谢我的先生比尔（Bill），感谢结婚三十三年来他一直给予我爱和支持。感谢我的三个孩子——克雷格（Craig）、斯科特（Scott）和布莱尔（Blair）——感谢你们让我的生活如此精彩、不曾虚度。感谢我亲爱的孙子小克雷格（Craig），让我永葆青春活力。还要感谢我的研究助理劳拉·加德纳（Laura Gardner），感谢她的鼓励，感谢她协助我的研究工作。感谢凯瑟琳·西科诺尔菲（Kathryn Siconolfi）和史蒂文·科利耶（Steven Collier）带来很多精彩的故事。感谢弥赛亚学院为教师、学生提供资助，使本书的写作得以顺利完成。

目 录

导语 ·· 1
    什么是阿斯伯格综合征 ·· 5
    阿斯伯格青少年和成人的生活体验 ···························· 7

1. 社交江湖 ·· 29
    什么是社交能力 ·· 29
    什么是沟通能力 ·· 33
    社交能力和沟通有何联系 ···································· 39
    如何提高社交能力 ·· 39

2. 亲朋好友 ·· 45
    讨论主题：点头之交 ·· 45
    讨论主题：家庭关系 ·· 51
    讨论主题：朋友关系 ·· 56
    讨论主题：恋爱关系 ·· 61
    讨论主题：婚姻关系 ·· 65
    讨论主题：亲子关系 ·· 69
    讨论主题：陌生人关系 ······································· 73

3. 健康医疗 ·· 79
    讨论主题：营养、健身、睡眠 ································ 79
    讨论主题：心理健康 ·· 84
    讨论主题：医疗保健 ·· 88

4. **生活安置** 93
    讨论主题：居家养老、辅助居住、独立生活 93
    讨论主题：生活自理 97
    讨论主题：家务安排 100
    讨论主题：财务管理 102

5. **教育、培训、就业** 105
    讨论主题：职业评估、入职评估 105
    讨论主题：大专院校、职业学校、学徒模式 109
    讨论主题：求职就业 113
    讨论主题：保住工作 116

6. **适应性手段** 121
    辅助技术 121
    直接教学法 123
    有效倾听 123
    眼神关照 125
    补救策略 125
    开列清单 126
    随时记录 127
    角色扮演 128
    脚本演练 128
    自我评估 129
    自我决定 129
    自我坦白 130

个人日志 133
    个人评估量表 133
    我能当个合格的朋友吗 143
    个人兴趣调查 144

对话要点和对话脚本 ········· 145
实事求是的评估 ············ 147
我能恋爱吗 ················ 148
个人安全守则 ·············· 149
行为即沟通 ················ 150
身体语言观察指南 ·········· 151
如何实现健康生活：营养与健身 ·· 153
如何实现健康生活：睡眠规律 ·· 154
生活安置形式 ·············· 155
个人卫生和仪表整洁 ········ 156
感官困难 ·················· 157
家居布置 ·················· 158
个人支出计划 ·············· 159
继续教育计划 ·············· 161

术语表 ·· **163**

导　　语

阿斯伯格综合征与青少年和成人的生活体验

本书旨在为那些想要提高社交能力的人，尤其是有阿斯伯格综合征（英文全称 Asperger Sydrome，简称 AS）的青少年和成人提供实用策略。还意在帮助人们了解阿斯伯格综合征及其对于社交产生的影响，了解如何帮助阿斯伯格青少年和成人在社交方面取得进步。

本书提供的策略，主要基于阿斯伯格和孤独症[①]成人传记中的理念原则。这些传记几乎无一例外地反映了这样一个事实，那就是作者通过巧妙观察、自我评估、仔细分析，之后再采取策略、随时评估，就能够在社交生活方面迎来非常大的转变。

天宝·格兰丁博士（Dr Temple Grandin）在与人合著的《社交潜规则——以孤独症视角解析社交奥秘》（*Unwritten Rules of Social Relationships: Decoding Social Mysteries through the Unique Perspectives of Autism*）[②]这本书里写道："我能够在这个世界上生存、生活、发展社交关系，完全是凭借我的智力——我非常擅长社交方面的观察——还有我的视觉化思维。"（Grandin & Barron, 2005）在社交观察的过程中，格兰丁博士非常注意她所处的社交

[①] 编注：在 2013 年 5 月美国精神医学会发布的《精神障碍诊断与统计手册（第五版）》（DSM-5）中，取消了之前的孤独症"分组"，之前分组中包括的阿斯伯格综合征等不再独立出现，而被统一称为"孤独症谱系障碍"。此处保留原书用法。

[②] 编注：中文版第一版由华夏出版社于 2013 年出版，原版第二版于 2017 年出版后，中文版第二版由华夏出版社于 2020 年出版。

情境，随时记录构成这些情境的相关细节，并且记住观察结果以备将来参考。这些观察使她能够理解社交世界，发现一些个性化的策略，帮助她更好地应对社交场合。随着年龄逐渐增长，她的社交经历也越来越丰富，她的社交能力取得了很大的进步。不过，直到成年以后，她才从自己这些经历中获得了足够的信息或数据来准确地解释她的那些社交观察结果。

《社交潜规则》的共同作者肖恩·巴伦（Sean Barron）也提到，自己也是经过了多年的"听、学、看、问，'不断努力'去掉自己的单纯、渐渐看懂些许的人性"之后，才迎来了社交拐点（Grandin & Barron, 2005）。他说自己的孤独症之旅很痛苦。他一直都很渴望与人交流，却总是难以如愿。主要是因为他自己很害怕，也没有能力去解读他人的社交意图。他在社交场合的自信、自如，并不是在某个豁然开朗的时刻突然达成的，而是随着时间的推移慢慢形成的（Grandin & Barron, 2005）。这个过程很漫长、很艰难，但是在父母不懈的帮助下，他一直在进步。这个办法对肖恩很有效，2005年，他曾经写道：

> 幸运的是，我曾经非常渴望的人际关系网已经建立起来了。我和父母的关系非常好，有一帮特别好的朋友，有一份报社记者的工作，这很符合我的文化水平，还有一个谈了两年的女朋友。我生活中的每个人都对我产生了积极影响。（Grandin & Barron, 2005）

从这些传记作者的描述中，我们可以了解到，"要想搞清楚如何提高社交能力，不是一朝一夕的事情，这是一个漫长的过程。在这个过程中，他们在持续不断地进步。不会有什么突飞猛进，也没有哪个社交技能课程能让孩子突然开窍"（Grandin & Barron, 2005）。社交关系当中的变数太多了，太复杂了，不可能"写成数学公式那样"。

在过去的几十年里，还有可能把社交技能单独拿出来教，希望这些技能可以适用于这辈子能经历的各种场合，但是现在已经不是这样了。眼下这个时代，社交技能已经不像过去那样一成不变了。现在，社交方面的要求已经没有那么严格了，因为在很多文化中，社会价值观已经出现了变化。

变化是一直都有的，但是现在变得更快，来自不同区域、不同文化的人越来越有能力通过技术手段进行互动，交流各自的传统文化。快速变化的不仅仅是社交方面的要求，以前那种学会一项社交技能就可以适用于所有场合的情况也一去不复返了。

过去，在家里学到并用到的社交技能和在学校、职场上的都是一样的，但是现在的情况跟以前不同了。孩子们不再需要像对待老师那样郑重其事地对待父母，有些时候，也不需要像对待父母那样对待老师。年轻人也不是说在所有场合都一定不能爆粗口。举个例子，在家、在学校也许就可以，但是一般在工作场合不可以。

在电视广告上经常能看到社交方面要求不一致的地方。一家销售能量饮料的国际公司在做产品推广，用的照片是一位著名运动员伸舌头的镜头。在很多文化里，伸舌头都是不文明或者不成熟的表现。所以对于想要搞清楚什么是合适的社交行为的人来说，这张照片给出的信息是混乱的。当然了，伸舌头确实是会吸引别人的注意，要想让人记住自己的产品，那确实会有作用。但可惜的是，有些孩子、青少年或者成人可能会为了赶时髦或者"融入集体"，在学校或者单位模仿这一行为，这就成问题了。

社交规则在变，社交技能在不同场合中的应用也在变，所以，想要教会适合所有文化、所有场合的所有技能是不可能的。因此，本书不着眼于教授某些具体的社交技能，而是注重普遍能力，这些能力会帮你厘清并达到家庭和社区的社交要求。这些普遍能力指的是熟练的观察能力、自我评估能力、分析能力、实施个性化策略的能力以及实时评估能力。

如果你是一位阿斯伯格综合征人士，不管是十几岁，还是已经成人，看到这里，可能都会有这样的疑问：

- 为什么我一定要做出改变呢？
- 为什么大家不能接受我本来的样子呢？
- 为什么不是别人去做出改变呢？
- 残障意识和倡导活动的目的不就是希望公众变得更加宽容、更加愿意接纳不同吗？
- 重点不就是让大家明白，每个人的思维方式和行为方式都是不同的吗，就阿斯伯格综合征来说，人们不是应该接纳我们的"神经多样性"吗？

这些问题的答案非常复杂。诚然，这个世界因为不同而更加美丽。但在现实生活中，我们每个人的选择和行为都会导致某些后果，每个人都要为这些选择和行为负责。如果你的社交能力比较弱，影响了与别人的互动和关系，也许你就会想要了解一些策略，帮助自己提高社交能力。如果你曾经努力想要实现这一目标，却没有取得成功，那么你一定要记住这一点：进步有时就是缓慢的，很多人进入成年或者中年才会有明显进步。一定不要气馁，因为许多阿斯伯格综合征人士都已经提高了自己的社交能力，虽然比较慢，但是他们一直在进步。只要你决定努力提高社交能力，就有可能迎来积极的结果，比如找到一份满意且能做很久的工作，提高独立生活的能力，建立有意义的人际关系。但是，如果不去努力改善社交能力，就有可能导致一些消极的后果，比如失业或者不充分就业[①]，越来越依赖他人或者与社会脱节等。

身有残障，并不意味着我们不能做到最好。伤害他人的社交行为，或者影响工作效率的行为，都是不为公众所接受的。现实生活中，比起什么都不做，提高社会意识、提高社交能力，更有可能带来积极的结果。

要改变社交行为是很难，如果不难的话，那就不用学了。但是我们可以从阿斯伯格综合征和孤独症成年人士的传记中了解到，进步是有可能的。本书的目标，是推动进步，不是打造完美。

重要的是要记住，克服困难需要别人的支持。肖恩·巴伦（Grandin & Barron, 2005）曾经感谢他的父母付出了很多，帮助他在社交方面取得进步。当他想要探究如何处理自己在社交方面的差异时，他的父母已经做好了准备，知道怎么帮助他，怎么解答他的问题，让他了解不同的社交视角，而

---

① 译注：不充分就业（underemployment），指的是有就业愿望和工作能力的劳动年龄段男性和女性没有得到报酬充足的生产性就业，或者工作时间没有达到本人的期望值、工作内容没有充分发挥他们的才能。

这正是他所不具备的能力。还有些人——比如阿斯伯格综合征人士的父母、兄弟姐妹、祖父母、老师、咨询师和治疗师——只要是愿意并能够为那些想要改善自己社交生活的人提供帮助的,都可以使用本书。

设计教学方案,要有一定的理念基础,即所有的学习都需要一些知识储备,一种心理定势(或图式)①,它将提供"一个有意义的框架,人们在这个框架里理解、解释和应用新学来的东西"(Zook, 2001)。要建立这个有意义的框架,其中一种方法就是打造一个共同的基础,并就某些词汇的含义达成共识。就社交技能而言,在这个领域学习新的东西所需的基础和共识,要从理解阿斯伯格综合征开始。

什么是阿斯伯格综合征

阿斯伯格综合征是神经发育障碍的一种表现,这种神经发育障碍被称为孤独症谱系障碍(Klin, Volkmar & Sparrow, 2000)。阿斯伯格综合征人士除了喜欢重复刻板行为活动、兴趣比较狭窄之外,还在社交互动中表现出质的损害(American Psychiatric Association, 2000)。

社交互动中的损害涉及很多方面,比如难以通过眼神交流、面部表情、体态姿势和手势来解读和表达非语言沟通信息,同侪关系不良,不会自发地与他人分享快乐、兴趣或成就,在沟通或情感方面不会进行你来我往的呼应。

重复刻板行为及活动、兴趣狭窄包括:

- 极度沉迷于某一种或者某几种自己感兴趣的重复刻板活动,无论是痴迷程度还是专注程度都非比寻常;
- 非常刻板地坚持某种特定的、非功能性的规律或者仪式,比如某些程序化或者重复机械的运动(如拍手、玩手指或者复杂一点的全身运动);
- 痴迷于某些物体的某些部分。

---

① 译注:心理定势(mental set)指心理上的"定向趋势",由一定的心理活动所形成的准备状态,对以后的感知、记忆、思维、情感等心理活动和行为活动起正向的或反向的推动作用。

很多阿斯伯格综合征人士还有身体控制方面的问题，比如运动笨拙、不够灵活，对于触觉、听觉、味觉、气味、温度、疼痛和位移等感觉过度敏感。这些问题是普遍存在的，无论他们的智商处于平均水平还是高于平均水平。

这些问题必须严重影响个体在社交、学习、自理、自立或者工作等一个或者几个重要生活领域的功能，才能达到阿斯伯格综合征的诊断标准。

汉斯·阿斯伯格医生（Hans Asperger）（1906—1980）最早记录了这种行为症候群，也就是现在所说的阿斯伯格综合征。最初，他将该症状称为"Autisitschen Psychopathen im Kindesalter"[1]，意为"儿童孤独症样精神病质"。他发现自己的一部分病人"在社会性方面比较弱，缺乏与他人共情的能力，难以发展友谊"。这些病人年龄在5岁至35岁之间，与人谈话多是单向交流。他们的兴趣爱好很特别、很强烈，对此忘我投入甚至到了痴迷的地步。他们的运动能力较弱，动作非常笨拙。阿斯伯格医生还注意到，这种强烈的兴趣爱好能让这些病人感到非常愉快，但是也对他们的日常生活造成了影响。他认为诊断为阿斯伯格综合征的这些人，成年之后可以成功地利用他们特殊的兴趣和才能（Asperger, 1991）。

英国著名精神病学家洛娜·温（Lorna Wing）对阿斯伯格医生的研究进行了回顾和梳理，并于1981年将该症状更名为阿斯伯格综合征（Frith, 1991）。之所以更名，是因为原来名称中的"精神病质"一词已经渐渐与反社会行为画等号，不再适合用来描述阿斯伯格综合征的症状了。

在美国，孤独症谱系障碍的患病比例是1∶150（Center for Disease Control and Prevention, 2007）[2]；在英国，比例是1∶116（Baird et al. 2006）；在加拿大，比例是1∶165（Fombonne et al. 2006）；在澳大利亚，比例是1∶160（MacDermott et al. 2006）；在日本、丹麦和瑞典等许多国家，该比例也在不断上升（Kurita, 2006）。

目前为止，对于阿斯伯格综合征或者孤独症都还没有找到发病原因，

---

[1] 译注：德语。
[2] 译注：2021年12月，美国疾病控制和预防中心（英文全称Center for Disease Control and Prevention）发布报告显示，根据2018年的统计数据分析，每44名8岁儿童中就有1名确诊孤独症谱系障碍，即比例是1∶44。

不过，研究者们认为基因是主要原因。这一推论主要基于对同卵双胞胎的研究。研究发现，同卵双胞胎同患孤独症的概率比异卵双胞胎或单卵兄弟姐妹要高得多。一项研究发现有一种基因差异反复出现，这种差异很大程度上能够提示个体罹患某种孤独症的可能性，而这种可能性与大约1%的孤独症有关（Weiss et al. 2008）。

目前，对于阿斯伯格综合征或者孤独症都没有找到治疗方法，但是早期持续的干预，可以减少障碍带来的影响。本书不涉及早期干预的方法或者实践，也不涉及针对孤独症儿童的干预，而是将重点放在青少年以及成人的干预原则和干预要求上面。

对于青少年和成人来说，要想在社交方面取得进步，最重要的是他们自己要主动参与干预过程。只有认识到自己需要做出一些改变，能够且愿意观察自己的社交情境，愿意对自己观察到的这些东西进行思考，然后选择使用个性化的策略来满足自己的个体需求，才能通过本书帮助自己在社交方面取得进步。如果一开始的努力没有奏效，就需要调整方法继续努力。再加上家人、朋友、老师、咨询师和治疗师的帮助和支持，这一切就有可能实现。

想要理解阿斯伯格综合征对于社交技能、社交能力和社交关系的影响，至关重要的是要打破之前构建的心理定势，将有这种障碍的青少年和成人的特殊经历考虑在内。

阿斯伯格青少年和成人的生活体验

和其他任何人群一样，阿斯伯格青少年和成人的生活体验也是多种多样的，但也有一些共同点。这些共同点是他们都会经历一些困难和挑战，因为他们生活在一个有严格规定的社交世界中，却没有处理社交关系所必需的技能。

在讨论具体的社交体验之前，需要了解"青少年"和"成人"这两个术语到底是什么意思。

青少年指的是什么人

青少年，指的是年龄在 13 岁到 19 岁之间的年轻人[①]。这是人生从儿童期到成年期的过渡阶段，也称青春期。青春期阶段，个体在生理、心理以及社交方面都会发生变化。

生理方面的变化包括身体成熟，也就是性成熟的过程。除了性成熟之外，青春期阶段，个体在身高、体重以及外貌等方面都会出现非常大的生理变化。在这一阶段，身体快速发育成长，这是体内激素分泌所导致的。

激素是"一种物质，通常是肽或类固醇，由一个组织生成，并通过血液输送到另一个组织，影响生长或者代谢等生理活动"（American Heritage® Dictionary of the English language, 2008）。青春期阶段，人体会分泌大量的激素，引发快速的生理变化，让人感觉焦虑不安。快速的生理变化还会引起身体不适，使人在自我认同方面产生很大的困惑。尤其对于阿斯伯格青少年而言，他们的安全感来自于能够预期会发生什么样的事情或者一直保持不变，因此，这种变化给他们带来的冲击更大。

青春期出现的生理变化还会带来认知和情感方面的变化。最为明显的变化就是，个体会越来越有能力应对不同的场合、处理更为复杂的问题。但是，在这个阶段也会出现情感超负荷现象，所以，虽然他们已经有能力解决日益复杂的问题，但这种能力有时会被情感超负荷的表现所掩盖，等到个体适应了自身生理以及情感方面的变化，这种能力就会越加明显地表现出来。

青春期阶段，社交方面也会出现变化，这与个体在性心理和生理方面出现的变化有很大关系。在这个阶段，他们对社交关系越来越感兴趣，也越来越希望自己能够被社会接纳。比起父母或者监护人，他们越来越重视同伴和朋友。这一点，对于绝大多数青少年都是一样的，阿斯伯格青少年也不例外。对于那些没有朋友但又想要有朋友，或者不打算交朋友的年轻人来说，也是一样的。在这个阶段，一个突出表现就是他们越来越关注同伴的社交行为。没有社交困难的年轻人，可能会表现为社交互动越来越多，

[①] 编注：此为本书定义的年龄范围。

有社交困难的在这方面的表现也许不是特别明显，但是他们会对同龄人的穿着打扮、妆容发型、喜欢的音乐、爱好的东西越来越感兴趣，越来越喜欢在网络上与他人交流，越来越关注异性。

在青春期，社交方面的变化还包括个体想要建立自己的独立人格，对自我有更多的理解。青春期的孩子经常会思考这样的问题：

- 我是谁？
- 我想要成为什么样的人？
- 我想要什么样的生活？
- 我是个好人吗？
- 别人喜欢我吗？觉得我有吸引力吗？
- 其他孩子为什么不喜欢我？

在青春期阶段，个体自身的发育变化会促使他（她）渴望在日常生活中实现独立自主，或者在某些情况下，让他（她）在这个过程中感到放松。在这个阶段，绝大多数年轻人在社交方面的积极性好像比生命中其他任何一个阶段都要高涨。这是着重提高社交能力的好时机，不过，对于阿斯伯格孩子来说，等到青春期后期再集中关注这一方面可能会更加有效。青春期这个阶段对每个人来说都是极为动荡、极为混乱的，因此，想要真正无拘无束地去探索社交关系，最好是在身体、情感和心理变化已经完成，生理上已经安定下来之后再说。对于阿斯伯格孩子来说，可能更是如此——他们既在感觉统合、情感调控方面有困难，又非常需要一切保持一成不变。

成年人指的是什么人

成年人，指的是身体已经发育成熟的人，在其所处的社会文化中，被认为已经达到法定年龄。法定年龄是一个法律术语，指的是孩子到了这个年龄就可以合法掌控自己的生活，包括自己的行为和决定。到了这个年龄，父母或者监护人对其不再负有法律责任。在这个时期，随着父母的控制越来越少，个体的独立性也就越来越强。

这个过渡时期对于很多人来说都不容易，不过对于有障碍的人来说，尤其艰难，因为独立生活需要很多方面的能力。对于有障碍的孩子的父母或者监护人来说，这个过渡也很艰难。他们可能会非常担心或者过度焦虑，不知道自己已经成年的孩子在没有支持和帮助的情况下能否独立生活。他们很难放心地给这些成年孩子独立生活的机会，尤其是如果在自己所处的文化中，家长们普遍都对孩子呵护备至，那就更难以放手了。

本书之前给出的诊断标准可以为专业人士提供参考，确定个案是否有阿斯伯格综合征。如果能列出具体是哪些行为影响了他们的社交能力，将会更具参考性。影响阿斯伯格青少年和成人社交关系的具体行为包括：

- 尽管词汇量很大，语法也很熟练，但是在运用语言方面依然比较笨拙；
- 理解语言有困难，也很难用语言进行社交；
- 很难解读他人的非语言沟通信息，也很难用非语言方式进行沟通；
- 很难换位思考；
- 很难理解修辞性语言；
- 被认为缺乏同理心；
- 不喜欢意外、不喜欢变化；
- 比较难以保持注意力，组织规划方面存在困难，尽管智商与普通人持平或者高于平均水平；
- 兴趣爱好比较特别，而且非常强烈；
- 很难整合感官输入信息；
- 运动困难或者动作笨拙；
- 很难控制焦虑，很难调控情绪。

语言运用问题

阿斯伯格人士的语言能力在不同方面的表现差异很大，有的方面滞后，有的方面超前。这种两极分化有时被称为高峰和低谷。同一个人在语言能力的不同方面表现出两极分化的现象，这很容易让人误解。对于阿斯伯格人士来说，常常引起很大的问题。说他们有些方面超前，一般指的是词汇非常丰富，口齿伶俐，而且句法结构掌握得也很好。说他们有些方面滞后，通常是在语言理解和运用方面。

在别人看来，一个人如果词汇很丰富、语法也很好，就应该能够很好地运用语言与他人进行沟通和互动——有这种想法是很自然的。这种想法是基于这样一个事实：大部分能力的发展都是一个平稳的、均衡的过程，语言能力也不例外。当然了，每个人都有自己的优势和弱势，但是，阿斯伯格青少年和成人在语言发展方面的优势和弱势比普通人要明显得多。也就是说，他们强的方面很强，弱的方面很弱，导致强弱之间的差距比普通人大得多。正是这种差距，会让听他们说话的人感到特别困惑，搞不清他们的意图和角度。

  乔治答应和我一起做一个讲座，题目是"在工作场所如何为孤独症谱系障碍员工提供帮助和支持"。按我们的打算，讲座一开始，先让同事们整体了解一下孤独症和阿斯伯格综合征的诊断标准。我负责讲解有关诊断标准的背景信息，乔治负责解释他们所需的帮助和支持。为了做好准备，我们两个一起排练。我在讲谱系人群的语言能力发展，说到他们有些方面超前、有些方面滞后的时候，提到了"学究气"这个词，乔治让我解释一下这个词到底是什么意思。我说："学究气，就是讲解什么东西的时候很正式，或者很精确。"他说："哦，明白了，就像这样，波音747在满载的情况下将近440吨，但它能够飞离地面，原理很简单，即不可压缩流体的流速增大时，会导致流体密度降低。"[①]实际上，乔治对阿斯伯格综合征实在是再了解不过了，因为他的回答就是一个学究气的回答。他在航空工程领域非常出色，但在工作的时候仍然需要一些支持才能充分发挥他的潜力。他懂"学究气"这个词是什么意思，跟懂其他词没什么两样，但是他不理解为什么这个词会跟阿斯伯格综合征诊断联系起来，学究气怎么会是一件"坏事"呢？

---

① 译注：即伯努利原理。

运用语言实现社交功能

语用，指的是运用语言实现社交功能时需要遵循的规则。一般来说，社交规则没有明确的成文，极为复杂，而且不断变化。社交规则会对社交互动的绝大多数方面产生影响，这些规则包括但不限于：谈话时如何与他人保持适当距离；如何使用非语言沟通；如何与人打招呼或道别；如何与人对话；如何使用言语行为；如何有效倾听别人讲话；如何根据对话双方的性别、年龄以及身份地位确定在对话中各自的角色。一旦违反规则，没有阿斯伯格综合征的普通人很容易就能发现，而且常常导致他们有所误解。

不过，我们一定要明白，违反规则的原因有很多。如果一个人在语用方面有困难，理解不了这些社交规则到底有什么目的，可能就不会像其他人那样严格遵守这些规则。他也许能够记住某些规则，甚至也能按照这个规则行事，但看起来就是不太自然，规则执行得也不够严谨。要想进行高质量的互动，有些规则要求是非常必要的，但是有时候就得看他自己对此是不是真正认同。跟人打招呼和道别的时候，尤其如此。因为他自己可能并不需要别人跟他打招呼或者道别，所以就很难真的明白或者相信别人有这种需求。这种现象并不奇怪，因为我们都是从自己的角度去看待这个世界以及我们与其他人之间的关系的，而我们的角度又源于自身的经历和体验。我在一个房间里，如果我自己没觉得别人进来的时候需要跟我打招呼，或者离开的时候需要跟我道别，那么我可能就不太理解和相信这种要求对别人来说是非常必要的。如果在我看来，某些社交行为要求很愚蠢，甚至很荒谬，那么我可能就不会时时刻刻照顾到别人的这个需求，这也是情有可原的。

在语用方面有困难，可能就很难理解言语行为，包括遣词造句、发音发声以及副语言[①]特征。由于这些困难本身就可能导致焦虑，再加上社交互动方面的困难，这种焦虑就会非常严重。语言表达能力弱、社交方面有困

[①] 译注：副语言（paralinguistic），指的是不以人工创制的语言为符号，而以其他感官的感知诸如视觉、听觉、嗅觉、味觉、触觉等为信息载体的符号系统；副语言沟通，就是通过声音如重音、声调的变化，以及哭、笑、停顿来实现的沟通。

难，再加上焦虑，就会引起语用方面的很多问题，比如不能主动发起对话、进行持续对话，难以围绕双方都感兴趣的话题展开对话等。在对话过程中，有太多的变化因素需要处理好，双方才能顺利地进行社交互动，并且都很满意，而阿斯伯格人士需要沟通对象的支持帮助才能克服这些困难。

如果对话双方都能明白出现这些语用问题的根本原因是什么，那么在语用方面的困难就能得以改善。一旦出现这些问题的时候，沟通对象就不会觉得非常困惑，或者觉得你太过于自我、不顾忌他人感受，而是能够理解这是因为双方在社交语用方面存在误解。在这方面，神经发育正常的人群[①]应该多去理解阿斯伯格人士，帮助他们真正进步。社交语用能力正常的人应该学会理解孤独症人士的难处，设身处地、换位思考。只有这样，普通人才能接纳和理解那些正在苦苦挣扎的人，而不是少和他们交流、不和他们打交道。接纳、宽容和理解都是非常重要的支持因素，可以让阿斯伯格人士在没有压力、没有负担的情况下练习和使用这些社交技能，而这些技能是提高社交能力所必需的。

阿斯伯格青少年和成人的痛苦和艰难需要有人理解，他们需要得到适合他们的帮助和支持。接下来的部分将讨论他们所面临的语用困难具体分为哪些类型。在语用方面有困难的人可以通过这些内容去了解普通人是如何看待某些语用行为的。反之，普通人如果想要了解语用困难，也可以把这些内容作为入门基础知识来学习。

语用：打招呼和道别

阿斯伯格人士可能意识不到进出房间的时候要打招呼，或者可能只是说了一声"你好"，接下来就沉默到地老天荒，因为他不知道要怎么继续这个对话。离开的时候他可能会说"再见"，然后就待在那儿傻等，等到大家都觉得很奇怪，不明白出了什么事。或者，他可能什么都不说就扬长而去，让大家摸不着头脑。这种情况在所有沟通形式中都会出现，包括通信，尤其是电子邮件。

---

① 编注：此处英文为 neurotypical（NT），也意为"普通人"。

我有一个学生发邮件从来不写称呼，没有结尾，也没有落款。收到没有称呼的邮件有时让人挺不舒服的，因为不确定是不是写给我的。如果没有结尾，也没有落款，我只能通过回复地址才能知道邮件是谁发的。而且有时候我根本搞不清楚发件人是谁，因为学校邮箱用的是编码，不是真名。我能肯定这位学生并不知道他不写称呼或者落款给我这个收信人带来了困扰。我确实觉得这种做法有点奇怪，如果我不知道他有阿斯伯格综合征的话，会觉得很不舒服。

语用：发起对话

阿斯伯格青少年或者成人发起对话的时候，说的话常常听起来感觉没头没脑的，问的问题好像也跟主题毫无关联，或者让人一头雾水不知道应该怎么回应。跟他们对话，可能会觉得挺受打击的，因为你可能很想与他们好好沟通，却得不到具体、确切的提示，不知道到底应该如何回应。

有一天，我送我女儿珍妮去上学，她却差点没把我吓死。车还没停稳呢，她就打开车门跳了下去，朝着一个同学大声喊道："你觉得昨天那个游戏怎么样啊？"那个同学也大声回答："你说的是啥？"珍妮答道："那个游戏！"很明显，那个同学不知道她说的是什么，她好像也不明白人家需要更多的信息才能搞清楚她问的是什么。那孩子在人行道上，离我们挺远的，随时都要走的样子。看得出来，他并不想聊下去。我能感觉出来，这种情形以前肯定有过。珍妮不会换位思考，也很难解读别人的非语言沟通信息。她确实不知道这个同学没明白她问的是什么意思，也不知道对方那么回答就是想让她知道人家没明白。她察觉不到那些微妙的言语线索，所以也就注意不到更多的信息，更注意不到对方非语言沟通行为的意思是不想费劲继续这个对话了。

语用：聊双方都感兴趣的话题

在这方面有困难的人，可能聊着聊着就会不由自主地说起只有自己才非常感兴趣的话题。这么做可能是因为，有关这一话题他们了解得非常多，体验非常深，超级感兴趣，谈起这一话题的时候很有自信。如果身处令自己不舒服的情境之中，比如在与人对话的时候，聊自己熟悉的领域总归能舒服一点，这也情有可原。

但不幸的是，这种做法可能会导致误解，让对方感觉你是个"话霸"，很不舒服，以后就不想再跟你聊天了。

> 我很长时间没见到尼克了，在商场偶然碰见他，就想开心地跟他聊聊近况。这家商场离他家很近，走路就能到，所以他经常来这儿闲逛，消磨时间。我问起他家人的情况，他只是简单地回答"是"或"不是"。然后我就不问了，这下他可逮到机会了，开始跟我讲起他的新工程，讲得无比详细。他说他造了一个卫星接收器，连到了自己的电脑上，可以监测到来自太空的声音。他对这类项目的消息简直了如指掌，甚至知道一家大型软件公司的联合创始人刚刚为一个类似的项目捐赠了数百万美元。我觉得他说得挺有意思的，但是这个话题确实不是我想聊的。我其实很想知道他过得怎么样，但我只是猜测他过得还不错，因为看得出来，他对这个工程很满意。

语用：转换话题很突兀

对话中间没有明确的过渡就突然转换话题，会给对方造成困扰。就同一个话题和别人来来往往地聊上好几个回合，这对阿斯伯格青少年和成人可能很难，所以他们需要转换话题，这样才能持续对话。但是，在对话中间突然转换话题，会导致一个问题，那就是让对方搞不清楚该怎么参与进来。如果想要转换话题，应该给对方一些思想准备，过渡一下。

> 拉尔夫是我同事，挺特别的一个小伙子。有一天，我们一起聊天，给我聊得跟坐过山车似的。最开始，我们聊的是合作的一个项目，但是突然间，他就聊起了一个女人。我当时觉得丈二和尚摸不着头脑，因为我根本就不知道他说的是谁。听他说的意思，好像是我们老板在

午休还是什么时候见了一个女人。我搞不清楚拉尔夫怎么知道的，但是又不能问他，这种话题我问也不合适，只好由着他说下去。等他说完，我说我得回去工作了。这样的聊天也太奇怪了。后来我才知道他说的是一部电影，他很想看，这部电影和一个女人有关。我们聊天的时候好像提了一句这部电影，但是我当时没明白，又不好问。跟拉尔夫聊天，基本聊个一两分钟就聊不下去了，因为他语速太快，而且说起话来东一榔头西一棒子的。

就这个案例而言，要想在转换话题的时候给对方一个过渡准备，拉尔夫可以这样问："咱们聊点别的吧？我给你讲讲我想看的一部电影怎么样？"问的时候态度好点，对方就不容易拒绝。

语用：言语行为

不管是哪种语言，说话的方式都能帮助我们表达出所说内容之外的一些信息，让话语所表达的信息更加清楚。很多阿斯伯格青少年和成人的说话方式都是要么没有抑扬顿挫，要么没有什么规律。没有抑扬顿挫，指的是说话的时候音高、节奏、重音和语调比较单调，没有变化。每个发音、音节和单词都是一样的重音。

没有规律，指的是说话的时候升调、降调变化莫测，音高、节奏、重音和语调也都莫名其妙。这种说话方式容易让人搞不清楚说的话的意思，因为，我们通常都是根据标准的说话方式去理解对方说话的意思。说话方式能够为"语言特征"（语言方面）提供"辅助"（或者支持），因此可以传达语义，称为"副语言特征"。

如果说话的人在说话时没有抑扬顿挫或者没有规律，那么他所说的话就不好理解，因为他没有为对方提供足够的信息。这样一来，解读话语信息的责任就全都落在了对方身上，不仅影响理解这些话的准确性，也会影响对方的心情，可能以后都不想再跟你说话了。

吉米在上初中时被诊断为阿斯伯格综合征。他是我出类拔萃的学生之一，上课的时候，如果讨论的话题是他感兴趣的，他就很乐意参与。除了腼腆之外，他在其他方面没什么问题，就是说的话实在太难懂了。我花了很长时间才搞明白问题究竟出在哪里。他说的每句话的末尾都是用升调，好像他在问问题似的。上个学年刚开学的时候，我问班上的同学打算怎么过周末长假。吉米答道："周末大部分时间我都玩游戏？"当时我还纳闷他到底什么意思，是希望有个游戏玩，还是希望班上同学邀请他去玩游戏？他以问句的形式表达陈述的意思，要仔细分析才能知道他想说什么，确实让人迷糊。我现在明白了，他的说话方式就是这样的。随着时间推移，我也更容易明白他说的话了。但是我也能理解，对于不熟悉他的人来说，这确实挺牵扯精力的。他自己也意识到了这个问题，正在接受语言治疗，但是还没有完全改掉。

非语言沟通

一般来说，在解读眼神、手势、面部表情、体态姿势等非语言信息方面，阿斯伯格青少年和成人都面临着很大的困难。难以准确解读非语言沟通信息，那么在与人沟通的时候产生误解，就是司空见惯的事了。即便沟通对象了解他们是什么样的人，也理解他们的困难，误解也在所难免。而在面对面沟通时，非语言沟通的占比高达55%，因此，如果难以理解这些信息的话，就会严重影响社交互动的质量。

我们全家去看望我母亲，走的时候——跟她道别。大家站在车道上，我母亲伸出手来拥抱我二儿子丹尼尔，跟他说再见。我们要走了，因为得回家上学、上班什么的，她有点不舍得，脸上的表情肯定是有点难过的。丹尼尔突然挣脱了她的怀抱，退后一步尖声说道："我干什么了？我什么都没干！"大家都很诧异，因为我们一直在场，知道奶奶难过是因为我们要走了，但是丹尼尔却把奶奶的表情解读成了生气，以为是冲他来的。现在大家都很不开心，不是因为要走了，而是因为丹尼尔伤害了奶奶的感情。其他孩子都冲着他喊起来，还骂了他。

他更难过了，喊着："你们都恨我是不是！"过了一会儿，大家都冷静了下来。我母亲意识到丹尼尔有这种表现是因为他误解了她的表情，她自己马上释然了。即便这么多年了，我们都很了解丹尼尔，也明白发生这种事没什么大惊小怪的，但是真是事到临头的时候，第一反应依然是诧异和生气。

换位思考

对于阿斯伯格青少年或者成人来说，不会换位思考，或者换位思考能力很弱，不能站在别人的角度去考虑事情，可能会引起很大的误解，导致很多社交方面的问题。有关换位思考对于阿斯伯格人士社交关系的影响到底有多大，现有还很难说，因为目前的研究结论不一，但是绝大部分研究都一致认为换位思考确实是一大问题。

曾有研究人员推断，换位思考方面的障碍是孤独症的核心缺陷（Baron-Cohen，1989）。但是，在阿斯伯格综合征群体中并不一定如此。汉斯·阿斯伯格医生最初描述他的病人时曾经说过，这些人有很好的换位思考能力。他在总结这种障碍的时候是这样说的："（他们有）能力进行某种形式的自省，也能看出别人是什么样的人。"（Asperger, 1991）还有人认为，阿斯伯格人士在换位思考方面虽然有些困难，但是比起典型孤独症群体，表现还是要强一些（Klin et al. 2000）。

确实，很多（可能不是全部）阿斯伯格青少年和成人在换位思考方面都有某种程度的困难。不过，让人欣慰的是，虽然他们没法凭直觉获得这些能力，但是如果有人能够直接指导他们，他们还是很愿意接受的。

2007年，米歇尔·加西亚·温纳（Michelle Garcia Winner）出版了《想想你，想想我》（*Thinking About You Thinking About Me*）一书，将换位思考的能力要求概括如下，这些要求对于社会意识和社交能力来说都是必不可少的：

- 认识到每个人都是有思想的个体；
- 认识到人与人是不同的；

- 认识到每个人都有自己的感受和情绪；
- 认识到每个人都有自己的想法和动机，并对此做出回应；
- 认识到每个人都有自己的性格特质；
- 本能地想要去了解他人的兴趣和来历；
- 能够记住别人，并且能够利用有关此人的记忆建立和维护彼此之间的关系，还能基于这些记忆去理解此人将来可能出现的行为；
- 能够组织语言，询问有关别人的信息；
- 能够结合具体环境去理解社交规则；
- 能够理解某些社交情境中特定的社交规则；
- 能够通过眼神交流时刻注意到沟通对象的心理变化。

如果不能换位思考，尤其是在对话中不能换位思考，就会对社交互动产生很大的影响。不管是什么样的对话，双方都必须要照顾到对方的角度，这样对话才能顺利进行。对话出现问题的时候，换位思考也是很重要的，因为只有通过换位思考，双方才能发现误会出在哪里，并采取一些策略来进行补救。

我女儿被诊断为广泛性发育障碍，虽然是孤独症谱系障碍中较轻的一种，但她在换位思考方面确实存在比较大的困难。有一次，我去看她的足球比赛，中场休息的时候，她跑了过来，我小声地跟她嘀咕了一下，说对方有几个球员长得好胖。我女儿觉得我的话很搞笑，就笑了起来。我当时也觉得很搞笑，但很快就意识到我犯了个大错，这样不妥。她立马跑到本队队员，也是她的朋友那边，大声喊道："猜猜我爸爸说啥了？"我的心都要跳出来了，她这个朋友和对方球员相比，不说比她们胖吧，至少也是差不多胖。我大声喊她，让她不要说了，赶快回来。庆幸的是，她很听话地回来了，要不然真的会对她朋友造成很大的伤害。她完全没意识到这话说出去，朋友会怎么想。当然了，我那句话说得没心没肺，也没起啥好作用。

只能理解字面意思

语言用来发出和接收语义,语义分为字面意思和修辞含义。字面意思,指的是这些话里的词是按字典里的意思来使用和解释的。修辞含义,指的是除了字面意思,还有隐含的意思。我们使用修辞含义,是为了强调重点、丰富语义、比较对比,或者是为了达到某种修辞效果(Sutcliffe, 2004),比如明喻、暗喻、双关、寓言、悖论、反语、讽刺、习语、象声词等。

习语,指的是我们赋予某个词或者词组某种特定的意思,这个意思不能单从字面理解。举个例子,习语"hit the books",意思是"学习书里的内容",而不是字面意思"打书";"break a leg!"的意思是"祝好运!",不是字面意思的"断腿","grab a bite",意思是"随便吃点",不是"抓一口";"a quick study"意思是"学东西很快的人",不是"快速学"。明喻,用来比较两个相似的东西,用"像""像……似的"表示,比如"他的脚大得像船似的"或者"她轻得像片羽毛"。暗喻,表示一件事跟另一件事很像,比如"他知道自己一到家就得变成烤面包片儿",意思就是他知道自己摊上事儿了,或者"这就是酝酿暴风雨呢",意思就是所有招灾惹祸的因素都齐全了。[①]

要理解修辞含义,需要有能力识别词、词组之间的微妙关系,有能力基于过往的经验而不是直接观察到的东西来推断话语含义,还需要有能力站在说话人的角度进行思考,尤其需要对采用讽刺这种修辞说话的人有足够的了解,以便判断他说的话到底是认真的还是开玩笑的。

对于阿斯伯格青少年和成人来说,理解修辞含义非常困难。如果从字面意思来理解修辞含义,就会产生误解。

> 我就不懂"人话",这对我的团队合作能力造成了影响。7岁的时候,我第一次参加学校足球比赛,超级兴奋。教练拉着我来到球场中间,说我踢的就是这个位置,叫"中锋"。我不知道这个位置要干什么,就问道:"那我要干什么?"教练大声喊道:"就在那儿待着!"我照做了。裁判一声哨响,比赛开始了,我开了一脚球,然后就在那儿

---

① 译注:"烤面包片儿"原文为"toast",意为"倒霉、遭到厄运","酝酿暴风雨"原文为"recipe for disaster",意为"祸端、导致灾难",因作者此处是为解释暗喻的概念,故保留原文字面意思,采取直译。

待着。我一直待在场地中间，比赛在我周围激烈地进行着，对方进了一个球。我待在原地一动不动，心里还想着这个位置怎么傻乎乎的，简直一点儿意义都没有，下次教练要是再让我踢这个位置，我一定不干。尽管队友大声喊着："你是定在那儿了吗？"我依然在那儿待着，有点儿困惑，还挺泄气的。这个时候教练喊道："你愣什么神？赶快踢！"这下子我就更困惑了，教练下了两个命令——一个是"就在那儿待着"，一个是"赶快踢"，两个命令互相矛盾，我怎么可能同时执行呢？最后，比赛结束了，我们队惨败，我特别生气。我父母很关心地问我："你当时在那儿干什么呢？你怎么不比赛呢？"我当时觉得自己特别失败，说道："我比了呀！我就照着教练说的做的！"因为我理解不了教练的非语言沟通行为，所以我就只能理解他的字面意思。可想而知，只能理解别人说话的字面意思，会让人多么困惑、沮丧。

卡蒂

同理心

对于阿斯伯格综合征人士，最大的认识误区之一就是关于同理心的。同理心，指的是对他人的情绪、想法或者态度感同身受的能力。别人痛苦的时候，你会觉得难过；别人恐惧的时候，你也会觉得害怕。

如果对阿斯伯格人士不够了解，看到他们的行为问题和社交问题时，会觉得他们没有同理心，这种想法也很正常。但是，其实这是一种误解。阿斯伯格人士对很多事情都会有很深的感受，当然也包括那些影响他人的事情。但是，问题出在阿斯伯格人士注意不到别人痛苦难过或者需要关心，一旦注意到了，他们就会表现出同理心。有些时候，他们需要多一点时间去处理沟通信息，需要这些信息更加清晰明了，或者需要多点时间去想应该怎么回应。还有些时候，在某些情境中应该表现出某种感情，但他们却好像浑然不觉，对此我们需要给予理解，因为同理心不是要么有、要么没有这么简单。

有一天，我看了一条新闻，有几名高中学生运动员刚刚参加完比赛，回家途中，他们在高速路上发生车祸丧生。我大声说，这个事真让人难过。我十多岁的女儿过来了，探过头来看到了报纸的一角，接着就脱口而出："他们比赛赢了吗？"刚一开始我简直不敢相信我的耳朵。尽管我知道她有阿斯伯格综合征，我也知道她对比赛这种事情有着非常执着的兴趣，但我依然很难接受她问出这种话来。我的第一反应是生气，心想：你怎么可以问出这样的话呢？谁还想着他们赢没赢啊，这是重点吗？但我知道我不该说出来，因为她其实非常关心别人，可是有时候她的反应就是这样的。我对她能关注此事表示了感谢，但是我觉得别人恐怕很难接受这种看起来没心没肺的态度。

不喜欢意外、不喜欢变化

希望对将来发生的事情有所预料、希望保持一成不变，这是个好事，但是，对于阿斯伯格青少年和成人来说，也可能是一种不利因素。说是好事，因为这样可能让人成为一个模范学生或者员工。希望保持一成不变，常常表现为遵守规则和惯例，有条理、有秩序、讲信用、守承诺，这些都是作为朋友、学生、员工和公民的优良品质。

不利的方面是，如果总是不能接受意外、拒绝接受变化，那么一旦出现意外或者变化，所做的事情被迫中断，就会引发焦虑情绪，进而影响到与朋友、同学、老师、老板和集体的关系。

我一直特别害怕那种不知道下一步会发生什么的感觉。我觉得这是因为我总是感到焦虑，几乎什么场合都是这样。好像只有规律和秩序才能让我感到安心。我小时候非常非常害怕变化，但是现在已经进步很多了。虽然总是希望凡事都有规律、没有变数，但是如果真的出现点意外状况，我也不至于受不了。我尽量保持我的作息规律不变，但是有时就是会有意外状况。总体来说，我过得还挺开心的，但就总是担心这个、担心那个的。

注意力和条理性

很多阿斯伯格青少年和成人都有注意力和条理性方面的困难。有些人是注意力持久性的问题，无论对什么事情，都很难长时间保持专注。有些人是注意力太过分散，什么事情都能注意得到。有些人很容易受到周围感官信息的干扰，还有些人很容易"想入非非""心不在焉"。注意力问题常常伴有多动问题。这对有些人来说可能比较麻烦。

很多人提到，他们是先诊断为注意力缺陷障碍（英文全称 Attention Deficit Disorder，简称 ADD）或者注意力缺陷多动障碍（英文全称 Attention Deficit Hyperactivity Disorder，简称 ADHD）之后，才确诊阿斯伯格综合征的。出现这种情况，主要有两个原因：一是观察外在的行为表现相对容易一些；二是这些疾病都是可以治疗的，很多医生对这样的诊断更为熟悉，给出确诊结论也不会于心不忍。确实有些人既有阿斯伯格综合征，又有注意力缺陷障碍或者注意力缺陷多动障碍，但并不是所有人都属于这种情况。

难以集中注意力，会导致社交方面的问题。要想沟通清楚，最基本的要求就是要关注沟通对象。如果在对话中难以保持专注，就比较容易出现插话、抢话的问题，还常常会突然转换话题——这样不是误解对方，就是被对方误解。

要想沟通清楚，需要对话双方都充分参与交流。充分参与，不仅需要注意保持正确的体态姿势，还需要注意倾听和理解对方说的每一个字，同时还得分析沟通对象说这些话的动机。专注力差，不但可能造成误解，还会让生活的各个方面都没有条理、一塌糊涂，跟人约好时间记不住、做事不守时、错过面试机会、时间到了完不成任务、记不住别人生日，等等。还有可能表现为不会收拾东西（桌子、房间），找什么东西都要花好长时间，想用的时候怎么也找不着。总之，没有条理会让人很有压力。

> 做作业实在太难了。我已经尽力了，但是总有乱七八糟的事让我分心。我一直不喜欢做作业，因为我觉得作业应该在学校做，在家就应该玩。我做作业，其实是为了让大家都别来烦我。我花了 4 年时间

才真的"弄明白"：我每天都得把要做什么作业全部记下来，这样才能保证自己知道到底该做哪些作业。我甚至都没法告诉你，好不容易记下了该做哪些作业，还觉得挺自豪的，结果回家才发现我连教材都没带回来，每天都是如此，那种感觉很闹心。这类事情一直都有，只是每次的具体情节稍有不同。我怎么也克服不了。我讨厌作业！

特殊而强烈的兴趣爱好

很多阿斯伯格人士都有着不同寻常的兴趣爱好，或者对于某些平常的话题或东西有着超乎寻常的热情和执着，比如，有些人喜欢背诵体育赛事记录，还有些人总是没完没了地谈论天气等某一特定话题。很多时候，这些话题可能都有点特别，比如外星生物、生日日期、汽车牌照或者公交路线，等等。有些人的兴趣变化很频繁，还有些人可能很多年都不变。

有这种强烈的兴趣爱好既有好处，也有坏处。好处是能愉悦身心、供人消遣、打发时间，在生活中感觉更有掌控感、更有安全感，在对话中还能打开话题，能让人成为某一领域的专家，很多时候甚至可以走上职业发展道路。坏处是这些兴趣爱好占用了大量时间，可能影响到其他技能的学习，而这些技能是建立社交关系、提高生活能力所必需的，是未来自理自立的基础。

我从10岁起就对气象学特别痴迷。曾经有段时间，我只要一睁眼就会去看有关气象学的东西，一边研究一边标注。11岁的时候，我开始记录我们当地的天气日志，还包括天气预报的准确率。说实在的，不怎么准。于是我开始自己预报天气，比他们的准多了。我预报的准确率大概是62.5%，比我们本地准确率最高的还高出20个百分点。高中科学老师帮我建了一个校园气象俱乐部，我和很多对天气感兴趣的同龄人聚在了一起。学校里其他同学觉得我能预报天气这事挺酷的，就让我每天早上在学校广播站做天气预报。当然了，用这个来针对我的学生也是有的。后来我上了大学，学的就是气象学。在大学里住校挺难的，所以我后来选择在家住，在网上完成了学业，拿到了学士学位。我现在在本地一家提供天气预报服务的单位兼职，过得还不错。我很想全职，不过眼下能做什么就先做什么。

难以整合感官信息

对于感官刺激，很多阿斯伯格青少年和成人的反应都很特别，他们很难调控这些感官信息，比如声音、光线、触觉、味道、气味、痛觉、运动、温度，像某些面料或质地接触皮肤的感觉，还有其他方面的感官刺激。对这些感官刺激的反应特别，指的是有的反应迟钝，又有的高度敏感。据说这是因为阿斯伯格人士的中央神经系统不能准确处理这些感官信息，所以与普通人相比，他们的反应才会如此不同：要么就是没有反应，要么就是过度反应。如果能进行精心周密的治疗，这种状况是可以得到改善的。很多阿斯伯格人士都提到过，随着年龄的增长，他们处理感官问题的能力有所改善。有些人提到这种改善源于他们整体能力的提高。还有些人提到，成年以后，他们对于周遭的环境有了更多的掌控能力，对于那些让自己感到不舒服的场合，他们要么改变要么避开。也有人说，有些药物帮助他们缓解了在感官刺激方面的痛苦挣扎。

  加里小时候，需要非常精心地照顾和看护。他总是笨手笨脚的，经常摔倒或者撞到什么东西。有时伤得挺厉害的，但他几乎从来不哭。他10岁的时候，我开始担心他的痛觉是不是有点问题。有一次，他从自行车上摔了下来，膝盖伤得很重，需要缝针。问题是我都不知道他受伤了，他是摔了大概一个小时之后才告诉我的。伤成那样，他都没有想到要求助。最后回家来也不是因为伤口，而是因为袜子上有血——他不在乎膝盖受伤，却受不了袜子脏。我真的理解不了，但是这方面一直都是个难解之谜。一直到现在，他都35岁了，内裤和衬衫还都只能穿纯棉的。

对于感官刺激的反应，有些人表现得比较温和，有些人表现得比较强烈。当然，反应越是强烈，对生活的影响就越大。这种影响主要体现在要逃避痛苦的感官体验，就不得不躲开某些活动。一旦感到不舒服，不管当时在干什么，都会受到影响。

举个例子，如果对某种气味非常敏感，可能就没法进没去过的饭店，也去不了某些地方，坐不了人挤人的公交地铁，也受不了旁边有人用香水或者古龙水。除此之外，能吃的东西可能也很有限，因为嗅觉和味觉密切相关。这难免会限制人的社交参与度，因为在很多文化中，社交都是围绕吃东西进行的，比如聚餐。还有的人可能受不了比较嘈杂或者拥挤的地方，这样的话，音乐会肯定听不了，大商场、游乐场也去不了，高速路上开车也会受不了。

这些不舒服的感官反应会让人紧张焦虑、精疲力竭、痛苦不堪。

运动协调问题

很多阿斯伯格人士都有运动方面的困难，主要是运动协调问题，比如走路步态很特别，或者是干什么都笨手笨脚的。还有的是在精细运动方面有困难，动作规划的质量和速度受影响，而这正是书写和其他精细动作所必需的。

体态和动作也是沟通形式的一种。如果动作方式比较奇怪，其他人就会注意到。阿斯伯格人士的体态特征虽然不会影响他的兴趣和想法，但是如果看上去和大家不太一样，那么周围人可能会对他产生某些成见或偏见，他就会因此错失进一步交流的机会。

小学的时候，我特别讨厌课间休息，因为大家都会做一些运动，而我只想到处跑、荡秋千或者看看书。我压根就没有运动细胞。我们家的人喜欢各种美食，也很活泼好动，但是我觉得没人能称得上有运动细胞。我爸爸当了很多年的童子军领队，所以我8岁的时候就参加了他的队伍。我真的很不喜欢野营活动，跟其他孩子从来都玩不到一起,但是我确实挺喜欢徒步的。我很小的时候就开始参加徒步运动了。长大以后,我在几次徒步旅行中发现我们那个地方的许多步道都需要标识和救援站。所以在一个童子军项目里,我在一条很多人都走的徒步线路上设计建成了两个救援站。我还给那个步道做了标识,准备了信息指南,方便大家对这条线路有个全面的了解。小时候我动作不太协调,其实现在也不怎么协调,不过我很健康。我喜欢徒步运动,我希望能一直坚持这项运动。

如果要用一句话总结阿斯伯格青少年和成人的体验和感受,那就是:阿斯伯格综合征是因为误解而导致的障碍。这么说吧:让阿斯伯格人士觉得在社交江湖里寸步难行的原因,就是这些误解——没完没了、神出鬼没的误解。很多阿斯伯格人士的生活中无时无刻都充满了焦虑,主要原因就是生活中很多事对他们来说都是不可捉摸、无法预料的。于是很多人选择离群索居,唯有如此才能远离麻烦和痛苦。

天宝·格兰丁(1999)曾经说过,成年孤独症人士生活中唯一的、最突出的、最普遍的感觉,就是"焦虑"。行走于社交江湖,需要很强的社交能力,但很多时候,社交规则都是"潜规则",而且还不断变化。在这样的情况下,有社交沟通障碍的人会感到焦虑,这是可以理解的。

这种问题看似无解,但其实也不是没有办法。我们已经了解到,他们在社交方面是可以取得进步的,而这些进步有可能会带来积极的结果。现在应该可以看到,上面列出来的那些所谓缺陷,有些是可以改造成为优势的(Bolick, 2001)。

人都有社交本能,这种本能常常会让我们倾向于随大流,但是阿斯伯格人士天生就不会受到这些东西的影响。这种不受束缚的天性可以使他们跳出固有的思维框架,创造性地解决很多复杂的问题。艾萨克·牛顿(Isaac Newton)和阿尔伯特·爱因斯坦(Albert Einstein)都是著名的物理学家,前者发现了万有引力定律,后者提出了相对论。两位科学家去世多年以后,西蒙·科恩-巴伦(Simon Cohen-Barron)教授对他们进行了分析,发现两个人都表现出很多在阿斯伯格综合征人士当中非常普遍的特质（Derbyshire, 2003）。虽然他承认光凭这些分析不足以做出准确的诊断，但是他推测，正是因为这两位物理学家不受传统的羁绊，才能发现那些令人惊叹的奥秘——这个推测还是很有意思的。也有可能是因为牛顿和爱因斯坦都有着非常强烈的兴趣，所以才会孜孜不倦地去做科学研究、寻找答案。

很多阿斯伯格人士都不喜欢意外变化，希望保持一成不变，所以会很自觉地遵守规则和要求，成为模范学生或者员工。希望事情一成不变，也可能会让他们形成很强的是非观，而这种是非观会让人发自内心地追求社会公平、坚持诚实守信。不管社会形态如何，公平和诚实都是最为稀缺的两大品质。

想要进一步理解阿斯伯格青少年和成人面临的社交困境，就必须了解我们所处的这个社交江湖。下一章将要讨论的就是这方面的内容：社交和沟通要求。

1 社交江湖

∥ 什么是社交能力

社交能力是我们与这个社会上其他人互动的时候应该使用的一些能力。这些能力要求是基于这个社会的社交规范，这些规范能让我们知道，在某种特定的社交场合，我们应该如何行事、如何表现，什么样的态度和行为会被大家认为是正常的、可以接受的。

社交能力对我们来说非常重要，因为它让我们在互动的时候能够有所把握，知道接下来会发生什么，更容易互相理解。如果没有一个双方都认同的社交互动方式，就难免互相误解。能清楚明白地进行互动，对我们来说是非常重要的。

还有一点也很重要，那就是，要知道一般来说，社交能力非常好的人会被大家认为很有能力、非常成功，这样的人往往也会很受大家欢迎，而那些很难掌握社交技能的人，常常会被认为能力不行。社交能力不够好，会导致被人孤立、排斥，让人感觉很孤独，觉得自己很失败、不被社会所接纳，从而失去自信。对于阿斯伯格综合征人士来说，很重要的一点就是要明白这种情况是障碍造成的，不是自己做错了什么，也不是没有教养、不够努力。

对于整个社会来说，社交能力也很重要，能让我们觉得有秩序、有把握，还能把这个社会的道德观、价值观、主流思想、社交规范、语言、意义等代代相传。在整个社会看来，所有这些概念和行为都是生存的必要条件。

社交能力由三个基本要素组成：社交信息的输入、信息的内化以及社交信息的输出。社交信息的输入，指的是面对外界的社交信息，我们能够注意到并理解与之相关的话语、语音语调的变化，还有身体语言、眼神、姿势、手势以及其他和文化有关的行为表现。内化，指的是我们对社交信息的解读过程，还有察觉和控制自己的情绪以及反应的过程。向外输出，指的是我们通过自己的话语、语音语调的变化、身体语言、眼神、姿势、手势以及其他和文化有关的行为表现对社交信息作出回应。

重要的是，要明白，社交技能是需要后天学习的行为。最初的时候是在家里学，之后在学校和社区进行强化。我们通过各种各样的方法学习社交技能，比如制定一些规范或者标准来说明什么行为是可以接受的，观察和模仿别人的社交行为，还有直接学习。使用这些社交技能，能让孩子们明白如何在不同的场合通过可以接受的方式作出回应。支持和强化这个学习过程，社交技能水平就会提高，反之，如果学习过程被忽略或者有惩罚，社交技能水平就会下降。

如果你是阿斯伯格综合征人士，或者是为他们提供帮助的人，那么一定要明白这一点，上述这些教学方法虽然对于普通人是有效的，但是对于阿斯伯格综合征人士却不那么好用。普通人可以通过直接指导来进行学习，但同时，也能通过观察和解读他人的行为来进行学习，而且这种能力非常强大。普通人能做到这一点，是因为他们能够以他人的视角解读其想法。而不幸的是，阿斯伯格综合征人士不是这样的，他们很难换位思考，所以对于自己观察到的东西，他们的理解常常是不准确的。对于他们来说，学习基本的社交技能，需要很长一段时间。除了对他们直接指导之外，还应该发掘更多的机会让他们去实践。年龄稍大一点的阿斯伯格人士，通过直接指导，让他们对于社交有一定基本的了解，之后再进行间接的引导，最主要的是他们要结合巧妙的观察，最后还是能够看到效果的。

社交理解的基本组成部分包括下列具体的社交技能：

- 能够恰当得体地打招呼和道别；
- 能够轮流、等待；
- 能够保持耐心；
- 懂礼貌、讲礼仪；
- 态度友善；
- 尊重他人；
- 别人说话的时候能够倾听；
- 等着轮到自己才说话；
- 懂得称赞他人；
- 知道什么玩笑合适、什么玩笑不合适；
- 知道跟什么人聊什么样的话题合适；
- 知道与他人保持距离；
- 不说别人坏话；
- 不辱骂别人；
- 不诅咒别人，不做下流手势；
- 举止得体。

上述社交技能非常重要，必须学习。学习这些技能，最好的办法就是对他们进行直接指导。除此之外，他们要多加练习，才更有可能成功掌握这些技能。

一般来说，上述技能中绝大部分都是在儿童期和十几岁之前就已经学会了的，但是有些青少年和成人可能也要重新学习。如果是这种情况，那么最好是从讲解社交技能的概念开始学起，然后在他们把各项技能应用到不同场合的时候给予辅助。讲解社交技能概念，可以采取下列步骤。

社交技能示例：称赞他人

1. 概念定义：称赞是表达认可和钦佩的一种行为。
2. 列出突出特点：行为、表达、认可或者钦佩。

3. 给出一些正面案例：
   - 你真是个好人。
   - 你的头发真好看。
   - 我好喜欢听你讲故事。

4. 再给出一些反面案例：
   - 你这老师太差劲了。
   - 这裙子真难看。
   - 我觉得你人挺好的，但是我就是不想和你说话。

5. 给出一个样板，也就是称赞别人最好的例子：
   - 你这人简直太好了，我觉得你最好了。

6. 给出一些正面和反面的例子，让学习者辨析。

7. 分角色扮演或者设计情境，让他们有机会练习如何称赞别人。

学习了"称赞"这项社交技能的概念、进行了专门练习之后，就该在其他不同的情境中泛化使用这项技能了。在这个阶段，可以加入观察和复盘的环节。每次练习的时候，都让孩子记住观察到的东西。练习之后，就是复盘时间。学习每项技能时都要重复上述过程，同时还要鼓励孩子多观察、多思考、多分析。

针对年龄稍微大一点的青少年和成人，教学方法与针对孩子的有些不同。主要原因是，在大多数情况下，他们对于社交规则已经有了很好的了解，只是在实际的社交场合中很难应用这些规则。对于死记硬背这些规则的人来说尤其难，因为一旦应用情境出现一点变化，这种方法就不好用了。而在很多社会文化中，社交规则都是不断变化的，因此他们就更容易失败了。

每代人都想要改变自己所处时代的社交规范。尤其是在青少年时期，很多人都曾试图改变这个社会对他们的要求。举个例子，我们那一代人当时想努力让更多的人认可在社交场合可以穿牛仔裤。那个时候，我们父母那一辈的人觉得这样穿是不得体的。还有很多人通过很多方式改变了他们那一代的社交规范，比如：使用越来越多的俚语；在社交沟通中，互相之间的称呼不再像上辈人那么注重长幼尊卑；社交互动中两性的角色地位也发生了变化。

我们生活的这个时代，社交规范变化得实在太快了。任何一个个体，要了解和掌握所有社交场景中需要用到的所有社交技能，几乎都是不可能的。天宝·格兰丁博士曾经这样说过："（如果是这样的话），那是不是意味着我们可以不必努力去学习社交了呢？不是的，这恰恰意味着社交方面的学习是永无止境的，我们要不断努力，永不停歇。"（Grandin & Barron, 2005）。

格兰丁和巴伦（2005）提议，与其自己想象一些社交场合，再想方设法去教适合各个场合的具体的社交技能，还不如教一些更容易应用于各个年龄段、各种社交情境中的大原则。他们把这些大原则称为"社交潜规则"，他们认为，了解了这些规则，就可以提高社会性意识。这些规则包括：

1. 规则不是绝对的，规则因情境而异、因人而异。
2. 以宏观角度而言，从大背景考虑的话，不是所有事情都是同等重要的。
3. 每个人都会犯错，犯错了天也不会塌，没必要因此毁掉自己一天的好心情。
4. 诚实不等于不讲策略。
5. 无论什么场合，礼貌点总归没错。
6. 对我好的人，不一定就是朋友。
7. 人们在公开场合和私下场合的表现是不一样的。
8. 惹别人不高兴的时候要有所察觉。
9. "融入集体"常常意味着听起来、看起来和大家没什么不一样。
10. 人要为自己的行为负责。

什么是沟通能力

沟通能力是我们用来明晰而准确地交流信息、思想、态度、观念和感受的所有技能的组合。人类要通过沟通才能获得生存所需的信息。

沟通包括我们说话的内容、说话的方式以及非语言沟通。我们说话的内容来自我们的语言，说话的方式取决于这种语言的副语言规则，非语言沟通就是我们通过身体语言传递出来的非语言信息。在沟通中，人们通过副语言提示来强调自己的重点，以便让对方听得更加清楚明白。

沟通时应该有说的一方、有听的一方。说的一方应该发出清楚而简洁的信息，听的一方应该注意接收信息，并且准确解读这些信息。要保证有效沟通，我们必须既学习说的技能，也学习听的技能。

说的技能

说的技能，指的是通过语言把信息传递给别人的行为。说话的人就是要把信息传达给别人的人。作为说话的人，我们必须传达清楚而简洁的信息。为了做到这一点，我们必须掌握自己的语言，掌握那些可以和口语信息一起使用的副语言提示信息，并且对非语言沟通有一定了解。我们还要关注对方是否听到并理解自己发出的信息。

我们提供的信息，要能够让对方听懂（即便可能需要一些思考），这是作为说的一方的责任。这就意味着说话的人必须有换位思考的能力，能够站在对方角度考虑。

听的技能

听的技能是接收信息的关键。听别人说话，就要负责接收信息。听的技能，指的是既要听到对方说的话，又要从心理上关注到对方这个人（Windle & Warren, 1999）。听别人说话，不仅仅要听说话的内容，还要抱着了解和理解对方的意愿、尊重和接纳对方的态度，还要愿意尽量站在对方的角度考虑事情。

在对话中，听对方说话，与其说是听"话"，不如说是听"意"……
真正的听，是听出字里行间的意思，透过这些话看到背后的东西，以便去了解眼前这个人。听的技能，就像是一场寻宝之旅，通过说话人的语言和非语言行为去发现他是个什么样的人。当然了，这里是有语义的问题。同样的话，在不同的人听来，可能就有不同的含义。因此，我永远无法告诉你你说了什么，我只能说我听到了什么。我得"翻译"你说的话，还得跟你确认，以便保证从你的心里出来的东西能传到我的心里，完整无缺、准确无误。（Powell, 1990）

听别人说话，需要精神和精力高度集中，还需要暂时把自己的想法和事情放到一边。真正的听，不能急着下判断，要谨慎评估，并且表示认可；所有这些，都需要理解对方的说话背景、情感态度。倾听、理解确实不是一件容易的事（Windle & Warren, 1999）。

有效倾听，必需的具体技能包括全身心关注对方、观察对方，还要思考对方想要表达的东西（Bolton, 1979）。全身心关注说话的人，意味着对其语言信息和非语言信息都要注意。倾听，要有倾听的姿态，身体微微朝着说话的人前倾，正面朝向对方，不要抱着胳膊，也不要跷二郎腿，要保持开放的体势，要注意保持距离，还要通过点头或者其他积极的面部表情等非语言行为向对方表示反馈（Bolton, 1979）。

全身心关注说话的人，包括关注对方说话的内容以及表达的情感，他的非语言沟通行为，还有说话的同时有没有副语言提示。我们要通过对方的说话内容、非语言沟通信息以及副语言提示，才能一点点明白说话的人想要表达的东西。听别人说话，必须努力尝试换位思考，站在对方角度来看待彼此之间的交流。

语言

我们的语言是一套全社会共享并认同的沟通体系，这个体系由符号组成，我们和他人一起使用这些符号来表达和交流思想、观点、态度、事件和情感。我们通过模仿和练习来学习语言。

要学会一种语言，我们必须了解这种语言的相关知识，包括发音、语义、语法以及语用知识。一般来说，人从出生开始就一直在学习这些技能，到大约8岁左右的时候，已经具备了大多数语言所需的大部分语音和结构技能。在人的一生中，随着不断学习新词汇、新概念，语言的复杂程度也一直在提高。

艾伯特·梅拉比安（Albert Mehrabian, 1972）发现，在与情绪和态度有关的沟通中，只有7%的信息是通过语言传达的，而其他93%是通过其他因素。

副语言提示

副语言提示，指的是我们说话的一些特点，我们通过这些特点来强调沟通中的信息，以便让别人听得更加清楚。这些特点包括音高、音量、节奏、重音以及语调。副语言提示影响的是说话的方式，不是说话的内容。

音高，指声音的高低，是以赫兹为单位测量的。音量，指声音的大小，是以分贝为单位测量的。节奏，指语言的韵律模式，不同的语言有不同的韵律模式。重音，指在沟通中重点强调哪些词，强调的词不同，想要表达的信息也不同。副语言提示能够把信息表达得更加清楚。因此，无论是想要理解别人，还是想让别人理解自己，副语言提示都是非常重要的。

为了证明副语言提示对人们说话的影响，我们来分析一下下面这句话中，重音不同会产生什么样的效果。我说"我没说你把窗户打碎了"这句话的时候，如果把重音放在不同的词上，隐含的意思就会有很大的不同。如果把重音放在"我"上面，意思就是，"你把窗户打碎了"这句话不是我说的，是别人说的。如果把重音放在"没"上，是表示我有点生气，因为有人说"你把窗户打碎了"这句话是我说的。如果重音放在"说"上，意思就是我以其他方式报告了你把窗户打碎了这件事，比如写在纸上或者做手势告诉了别人。如果重音放在"你"上，意思就是我承认我确实是说过窗户碎了这件事，但是我没说是你弄碎的，可能我说的是别人弄碎的。如果重音放在"打碎"上，可能我说的不是你把窗户"打碎"，而是"撞碎"或者"砸破"了。如果重音放在"窗户"上，可能我说的是你把别的东西打碎了，比如窗框或者杯子。

上述每种说法,强调的重点不同,重读的单词不同,意思都有不同。就这么 7 个字的句子,因为重音变化了,就能变出 6 种意思——可想而知,要解读语言该有多么复杂。

语调,指的是语言中用来表达某些语法特征的特定的语音标记。在英语中,想要表达陈述语气的时候,在句子末尾用降调,这就是语调作为语法特征的例子。还有一些例子,比如在句子末尾用升调,表示问问题,或者句尾突然加重语气,表示惊叹。

语调还可以用来表达情绪,比如高兴、沮丧、生气和恐惧。人受到惊吓的时候,可能会喊"救命",同时在语句末尾加强语气,表示惊恐,音量也会提高。这给别人传达的信息就是,这个人遇到紧急情况了,在呼叫请求别人来帮忙。如果有人在某种场合感到尴尬,想要说点什么来挽尊,可能也会说"救命"这句话,说的时候可能提高音调,但同时却会降低音量。这种表现会让别人觉得这个人不好意思了,或者很腼腆,是用一种有点尴尬的语气在请求别人原谅。

艾伯特·梅拉比安(1972)发现,在与情绪和态度有关的沟通中,有 38% 的信息是单靠副语言提示传达的,加上语言信息所占的 7%,二者加起来占比 45%。

非语言沟通

非语言沟通,指的是通过发送和接收无声信息进行沟通的过程。这些无声信息是通过面部表情、眼神交流、身体语言、手势和姿势来发送的。

面部表情来自于面部肌肉的动作和位置变化。这些动作向别人传达的是无声信息,反映的是说话人的情绪状态,是表达情绪信息的一种主要方式。面带微笑表示愉快或者高兴,而皱眉就表示不高兴或者难过。表达难过、生气、沮丧、困惑以及快乐的时候,眼神的表现力尤其强。

手势,指的是身体的动作,也能表达无声信息。手势的意思在某种文化里常常是固定的。举个例子,在德国,手握拳,大拇指竖起,表示数字"1",跟在酒吧里再要一杯啤酒的意思是一样的。但是在美国,这个手势表示的就是"干得好"或者"我同意"。因此,如果一个人从美国到德国旅游,给自己这帮人每人点了一杯啤酒以后竖起大拇指来,可能就会发现自己又给这些人每人点了一杯,但其实他做这个动作是在向服务员示意"第一轮的酒上得不错"。

姿势,指的是人的躯干相对于胳膊和腿摆出的形态和位置,也可以表达无声信息。双臂交叉紧紧抱拢在胸前,表示的是固执,而双臂张开,表示的是灵活、信任。坐直前倾,表示对别人说的话感兴趣,向后靠坐,看起来就比较权威、掌控一切。

有时候即便我们可能不想沟通,但其实也是在通过非语言沟通行为进行交流。醒着的时候,我们的身体甚至会在无意之中传达出与人交流的信息。

艾伯特·梅拉比安(1972)发现,人们在讨论情绪和态度的时候,有55%的信息是通过非语言沟通行为传达的。这就意味着在沟通行为的三个组成部分——语言、副语言提示、非语言沟通——当中,传达绝大部分信息的是非语言沟通。

梅拉比安的发现有助于解释语义的重要性,将语义和语言区分开来。这个模型还有助于证实,人们想要传达语义(作为说的一方)或者想要解读语义(作为听的一方)的时候,除了语言本身,还有其他因素也是同样重要的。不过,除了这些,还需要注意考虑沟通的情境,而梅拉比安主要研究的是有关情绪和态度的口头交流,因此,这个研究结果不能泛化于其他类型的沟通行为。但是,我们必须知道,有意义的沟通是由语言、副语言提示以及非语言沟通组成的。

为了高效沟通,人们必须会说、会听,而且不止于此。有的人可能语言特别发达,但是如果不能把语言应用到社交情境中,那么语言效果也会受到影响。

社交能力和沟通有何联系

社交能力和沟通能力是通过语用联系在一起的。任何语言中都有语用来规定在社交中使用语言的标准或者原则。只有对话双方都掌握了这些规则，才能保证沟通清楚，而且有效果、有意义。语用指的是"使用语言表达意图并在现实中把事情做成"（Gleason, 2001）。

语用包括对话规则和沟通行为。对话规则包括双方应轮流发言、对话用语的语体风格要合适、对话当中不能跑题。沟通行为包括语速、音高、重音、语调、音量是否合适，对话中给对方提供的信息是否保质、保量，是否直白。

如果违反了语用原则，很容易就能看出来不对劲。不过还好，语用还包括一些规则，这些规则称为"补救"策略，可以决定对话能补救到什么程度。

社交技能很容易学，每个人都能轻易学会——这么想的话确实挺让人欣慰的，但实际情况并非如此，尤其对于阿斯伯格青少年和成人来说。阿斯伯格综合征是一种障碍，会影响人们学习和恰当使用社交技能，包括使用语言进行社交的技能。不过，这种情况也不是无可救药。阿斯伯格青少年和成人如果有意愿学习，同时还能获得明确的指导，帮助他们取得进步，最终也可以学会社交技能。

如何提高社交能力

如果阿斯伯格青少年和成人能够巧妙观察、自我评估、不断分析，使用一些个性化策略来处理个人的需要，再加上实时的评估，那么随着时间的推移，他们的社会性意识和社交能力也会得以提高。要想提高社交能力，首先要理解社交过程中的所有组成部分，之后再去了解如何开始。

巧妙观察，指的是为了发现和记住社交情境中的事实或者正在发生的事情而采取的行动。要观察，就要仔细察看自己所处的社交情境，全神贯注，这样才能得出准确的判断。在社交方面要取得进步，关键在于首先要关注到所处环境中的人以及互动情况——观察他们说了什么、做了什么，努力从表面现象看到别人的想法，也就是站到他们的角度。除此之外，还要观察别人的反应，甚至还要分析自己的反应。可以把观察到的东西写下来、画出来或者储存在脑子里。如果你记性不是特别好或者注意力不是很集中，最好还是写下来。

有一点是阿斯伯格青少年和成人应该注意的，那就是观察一定要准确。我们每个人都是从自己的体验出发去观察这个世界，包括人与人之间的互动的。形象一点说，我们每个人都有自己的"滤镜"，我们如何解读自己观察到的东西，都会受到这个"滤镜"的影响。而我们的"滤镜"，又会受到我们自身能力水平、生活经历、语言文化的影响。

对于阿斯伯格人士来说，观察社交世界尤其困难，原因有很多。有些专家认为他们是在社会性推理和判断方面出了问题，影响了他们对于社交行为的准确解读。不管是青少年，还是成人，如果想要观察准确，可能还需要有另一双"眼睛"。这可能需要有另外一个观察能力很强的人来作为观察的参照者[①]。在社科研究中，两个人同时观察并记录同一事件，之后互相交流自己观察到的东西，这两个人描述的一致程度，就叫作观察者间的一致性。

要测试两个人观察者间的一致性，可以这样安排：比如，两个人想要观察公园里某位家长向孩子表达爱意的次数。表达爱意，可以是拥抱、轻拍、亲吻、微笑以及表示肯定的话语。两个人各自独立地观察家长和孩子，事先约定好观察多长时间，期间每次看到自己认为是表示爱意的举动，就做一个记号。观察完毕，把自己的记号数加起来，算出各自的总数。用小一点的数除以大一点的数，之后算出百分比。如果一个人在这个时间段里做了 3 个记号，另一个人做了 7 个记号，那么很明显这个信度就不一致了。

$$3 \div 7 = 0.42$$

$$0.42 \times 100\% = 42\%$$

[①] 译注：原文 inter-rater 来自于 inter-rater reliability。inter-rater reliability 意为评价者信度，是 2016 年公布的管理科学技术名词，指的是多位评价者对员工能力、态度或绩效等进行评价时的一致性。在本书优先使用同义词"观察者一致性"，便于与上下文中的"观察"连贯起来理解。

这个百分比就是这两个人针对这次观察的一致程度，这就是观察者间信度。这种算法不会把偶然的误差考虑在内，所以只要是有点数学天分的人，可能都会想到应该用 Cohen's kappa 系数①。这个系数是统计学中用来检验评价者（即前文的观察者）一致性的，可以测量评价者的一致程度，同时把偶然一致的情况也考虑在内。如果评价者超过 2 人，那么可以用 Fleiss' kappa 系数来测量评价者信度。

我们还是说回到观察这项技能。这种做法、思考以及讨论可以让 2 位 "评价者" 都发挥出最好的观察能力。

自我评估，需要反思自己的行为，包括想法、动机和情绪。需要反思的行为，一是源于对自己的观察，二是源于对与自己同处一个社交场合中的其他人的观察。仔细观察，再加上自我评估，二者结合起来，才可以更好地理解自己周围的社交情境。有了这些理解作为基础，才能找到最适合的策略，既满足了自己的需求，同时又考虑到了所在环境的要求。

使用个性化策略，指的是根据自己的观察和评估，把满足个人需求的策略付诸实践。除了观察和反思，还应考虑其他因素，如个人的喜好、兴趣，以及能够获得的资源等。个性化策略可能包括为社交互动提前写好脚本、分角色扮演；把要做的事情列个单子备忘，并按轻重缓急排序；用记事本或掌上电脑②记录社交互动中可能需要的东西。

实时评估这个步骤可以让你评估每项策略是否有效。也是在这一步，你可能会觉得有必要对自己的策略进行修正，然后再行尝试。因为社交方面的要求是不断变化的，学习也是没有止境的，所以评估也将伴随我们终生，这对所有人都是一样的。

现在我们已经了解了如何提高社交能力的过程步骤，那么接下来就该开始学习了。任何行为，想要改变或者修正，第一步都是要从心里认同自己必须做出改变。这对任何人来说都是极大的挑战，因为做出改变是很困

---

① 译注：此处保留统计学中的英文原用法，未作中文翻译。下同。
② 编注：掌上电脑，英文全称 personal digital assistant，简称 PDA。因电子设备在不断更新迭代，读者在应用时也可利用身边已有的设备，如有记事软件的手机、电脑等，根据实际需要进行选择。

难的。如果在某个方面曾经造成很大的问题或引起很大的痛苦，或者在某个方面曾经尝试过改变但却没有成功，而现在自己要面对这些方面并承认对此必须做出改变，这尤其困难。

愿意诚实地面对自己，这一点很重要。对于阿斯伯格人士来说，可能不需要花太长时间就能意识到自己存在社交方面的问题，并且也认同自己需要做出改进（因为这可能是这辈子听得最多的话了）。你可能已经习惯了找不到工作、工作不理想、无法自食其力，或者与世隔绝；但是你可能确实很想做一份让自己满意的工作、在生活上更加独立、和别人相处更加融洽，让自己在这些事情当中有所收获。

如果你现在还不太拿得准，也许可以想想自己的现状，然后问自己几个问题：

- 我在交朋友方面有没有困难？我是不是很难和朋友保持友谊？
- 我是不是常常觉得自己被人误解？
- 我是不是不太能理解别人的社交行为？
- 我在学校、在单位有没有社交方面的问题？
- 我有没有因为社交问题而处理不好和别人的关系？
- 我有没有觉得自己的社交行为妨碍了自己在某一方面的成功或者进步？
- 我的亲朋好友是不是经常唠叨我在社交技能方面有问题？

上述问题，只要有一个回答是肯定的，那么了解一些有助于提高社会性意识和社交能力的信息，都会对你有所帮助。如果你还是觉得拿不准，就可以去看看本书"个人日志"那部分，填一下"个人评估量表"。如果所有的项目都能得到75%或者更高的分数，那么你的社交能力也许已经很够用或者提高很多了，收到了很好的效果；如果在某些方面还是75%以下的分数，那么可能需要仔细地分析一下。

如果你能确定做出改变会对自己有所帮助，那么下一步就是对自己的社交互动模式以及别人的社交互动模式进行观察。无论是从细节还是从整体方面，都可以进行观察。观察的重点应该是自己做得比较成功、比较有效的地方或者做得不是很好的部分。

再下一步就是计划好自己要学习什么样的社交技能，并在不同的情境中进行练习，这些情境可以是多种多样的，比如去医院、去面试等。最后一步就是对自己使用该项技能的情况进行评估和反思，如果需要的话再做出改进。本书从第 2 章开始，每一章都会提供一套系统的方法来练习这些步骤，提高社交能力。

每一章的每个主题都包括四个部分，分别是"讨论主题""实际困难""详细解释"以及"解决方法"。"讨论主题"部分包括该主题术语的清晰定义和详细描述，同时还会解释为什么人们觉得这个主题非常重要。"实际困难"部分给出了来自阿斯伯格综合征人士的真实案例，让读者看到与该主题相关的困扰和苦恼。"详细解释"部分主要包括阿斯伯格人士及其家人在这个方面的担忧。"解决方法"部分会给出一些简单易行的指导原则，这些原则步骤非常详细，通过练习，可以提高这些方面的社会性意识和社交能力。

2

亲朋好友

本章将探讨人与人之间的关系,包括点头之交、家庭关系、朋友关系、恋爱关系、婚姻关系、亲子关系以及陌生人关系。针对每个主题给出明确定义,并且说明这种关系的目的。之后,通过具体案例来说明阿斯伯格青少年和成人在这些关系方面遇到的特殊困难,并且对这些困难进行详细的解释。最后,分步骤列出简单易行、比较实用的解决方法。

讨论主题:点头之交

点头之交,指的是与我们有过偶然联系的人。这种联系一般都是因为某种共同的经历。这些人包括校友、同事、公交车司机、服务人员、老师、教授、商店售货员、邻居、服务生以及同一个教区的教友。

这些人很重要,因为在我们经常打交道的人当中,这些人占了很大一部分。他们和我们生活在同一空间,并且在日常生活中给予我们帮助。这些人数量庞大,其中有些人有可能成为我们的朋友。

与他们沟通,其复杂程度各不相同。不过一般来说,沟通形式都比较简单,包括打招呼、道别、提简单的要求、态度友好地聊聊天气什么的,同时配以微笑、点头、挥手或者注视等非语言行为。虽然与他们沟通的时候,大多数情况都比较简单，但是对于阿斯伯格人士来说，也会有一些因素导致这种关系变得非常容易误解。

实际困难

我在一所职业学校学计算机编程，学了两年，毕业之后我就搬出来自己住了。我父母和我商量后，决定让我在离工作地点比较近的地方租一间公寓。我们选中了一个位于公交沿线的地方，这样交通就比较方便，尤其是上下班。一般来说，我面对新事物的时候总会有点焦虑。一想到要坐公交车上班，我就有点胃疼。好几年前我就知道，要做之前没做过的事情，我得做好规划。要坐公交，最好的办法是先准备一张纸条，提醒自己跟司机作自我介绍，然后告诉他我的工作地点在哪儿。我之前就知道，如果我告诉司机自己想去哪儿，他一般就会送我到最近的车站。于是我决定先试坐一次，这样的话我就知道上班第一天到底会怎么样了。

我把重要信息都列了出来，然后就上了车。我向司机（司机的名字叫肯）做了自我介绍，然后告诉他我的工作地点在哪里。从那天开始，我每次上了车就会告诉他"拉我去上班吧"，这成了我们之间的小玩笑。我这个人总是喜欢开玩笑。肯每次都会停在离我工作地点最近的公交站。

就这样，一切都很顺利，直到有一天，肯突然离职了。我之前不知道他要走，所以我上了车，告诉新来的司机"拉我去上班吧"。新来的司机问我想去哪儿，我又说了一遍："拉我去上班。"她很不高兴，就让我去找个座，看着点窗外，如果看见我工作的那栋楼，就告诉她。我照她说的做了，但是那些楼看起来都一样，我根本想不起来我上班的地址，因为我已经很久不用说那个地址了。我也没有随身带着第一次坐车时准备的那个小纸条。结果，我在车上坐了两个小时。那个司机最后拉着我跑完整条线，送我回到了上车那一站，还冲着我喊，好像是说我坐了这一上午车，欠了多少钱什么的。不但是坐车出了麻烦，上班也是，因为我也没打电话告诉单位我可能要迟到。

乔纳森

详细解释

我们平时经常打交道的人当中，很大一部分都是这种点头之交。这种关系有很大的变数，也很复杂，因为你永远不知道他们对有沟通障碍的人会作何反应。对于青少年和成人来说，想要独立生活，免不了要经常和这些人打交道。

在乔纳森这个案例中，第一次坐公交车的时候他准备得非常充分，计划得很成功，向司机做了自我介绍，还提供了自己办公地点的准确地址。有了这些信息，司机就可以帮他选择离办公室最近的公交站点下车。一切都很顺利，和熟悉的司机互动也挺愉快的。公交车线路是固定的，乔纳森知道车会往哪儿开，慢慢地就开始对此比较依赖了。结果，突然换了一个司机以后，他就措手不及，完全没有心理准备。他没有随身携带办公室的地址，也想不出其他办法来解决这件事情。面对突如其来的变化，他还是靠着原来那个熟悉的沟通模式，跟司机说"拉我去上班吧"。可是对于新换的司机来说，这个信息不够她判断乔纳森到底要在哪一站下车。司机觉得他的要求很奇怪，所以根本没搭理他，问题没得到解决。

对于阿斯伯格青少年和成人来说，这种沟通方式实在太常见了。其实和点头之交这种关系的人沟通的时候，交流的实际内容可能很简单，也就是说上一两句话或者问个简单的问题，比朋友之间的交流要少多了。尽管如此，这种沟通还是极易引起误解。为什么会出现这样的情况呢？原因就在于这种关系的本质。

从定义就能看出来，"点头之交"是种很偶然的关系，这就意味着对方不会觉得自己有什么义务去照顾你的利益。他们既不是朋友，也不是家人。他们没有社会义务去理解你，甚至与你相处。这就很影响语言交流的清晰性。如果说的人和听的人都不觉得自己有义务去付出努力来保证沟通清晰、消除误解，那么即便是很简短的对话也有可能变得非常复杂。如果其中一方需要通过沟通获取信息或者服务的话，那么很大一部分责任就落到了他的身上。他需要保证这个沟通清楚有效。

对于阿斯伯格人士来说，一方面要费尽心思地去解读对方在社交沟通中的个性化风格，一方面还要努力去注意沟通过程中有没有什么问题，这种负荷实在是让人恼火。

发现误解的时候，他们可能也很难使用正确的"补救"措施，也就是那些在沟通中用来纠正误解的策略。就算他们发现了误解所在，他们的补救策略也用得磕磕绊绊的，时机也把握不好，结果还是一样——因为误解引起矛盾冲突。

上班偶尔迟到一次，倒不至于让乔纳森在老板心里的地位岌岌可危。但是现实情况是，在阿斯伯格青少年和成人的生活中，类似的情况经常发生，而且事先也没什么征兆，也没什么规律可循，着实让人担心。就是因为很多事情都是没征兆、没规律，才会导致很多阿斯伯格人士不得不每天与焦虑为伴，不想去探索自己的小圈子以外的生活。

解决方法

和"点头之交"沟通，在很多情况下，最好的办法就是准备一个脚本，或者列一个单子，写上不同类型的沟通所需的准确信息。比如前面提到的坐公交，乔纳森最开始的时候就准备得很充分。他知道自己应该向司机做个自我介绍，之后再告诉人家自己办公室的确切地址。可惜的是，习惯了以后，他就忘了要带着重要信息以防出现变故了。

学习与有"点头之交"的人互动很简单，只要在生活中观察他们，想想他们在你生活中的作用，再准备一个恰当的脚本，脚本里包括有助于你与他们互动的必要信息，这样就可以了。

想要与这些人有效沟通，可以遵循下列步骤：

1. 你认为哪些人与你是"点头之交",把他们的名字或者称呼列出来。最好把这些信息整理在记事本或者掌上电脑上;记得要包括同学、老师、同事、服务人员、接待人员、银行柜员以及公交司机这样的人。
2. 按照字母顺序排序,需要的时候很容易就能找到。
3. 把这些人的身份角色列出来。
4. 把与他们沟通所需的重要信息列出来。一定要用上"随时记录"的那些方法。(关于如何"随时记录",请参见本书第6章"适应性手段")
5. 观察所列的这些人,把你看到的写下来,想一想这些人在你的生活中起了哪些作用。举个例子,银行柜员帮助你取款、存款或者转账。记住,银行柜员最重要的职责就是帮助客户、为客户提供服务。你可能观察到,有的柜员很友好、很健谈,他跟客户打招呼的时候,会先聊聊天气或者问问对方过得怎么样。这种对话叫作"闲聊天"。你可能观察到,排在你前面的人对这种"闲聊天"也会搭上几句茬,然后柜员才问道:"您要办什么业务?"所以,要写一个跟柜员打交道的脚本,就要准备两部分内容,第一部分是针对"闲聊天"如何反应,第二部分才是如何提出业务办理要求。
6. "闲聊天"的时候,有一点是必须要知道的,那就是人们跟有"点头之交"的人聊的话题大多比较安全,不容易引起争议、不涉及个人隐私,而且一般都能预先知道对方会怎么回应,比如聊当时的天气,可以说一句"今天真热啊"。很多人还会问个表示关心别人的问题,比如"过得怎么样?"这种问题就比较容易引起误解,因为实际上问话的人只是用这个问题打招呼而已,而不是真的想知道你过得好不好。如果仅仅是点头之交,几乎所有情况下,碰到这种问题的时候都可以回应"挺好的"或者"还行"。
7. 根据自己的观察,在记事本或者掌上电脑里写一个社交互动的小脚本,把你觉得能有利于与这些人进行良性互动的东西都写下来。记住,语言要清晰、简洁、礼貌。一定要写上一些提示,提醒自己无论是语言沟通还是身体语言都要表达到位。

8. 拿着记事本或者掌上电脑多加排练。去见这些人之前,最好再预习一遍,比如,如果要去商店或者银行,去之前预习一下相关脚本。去医院、看牙医或者看心理医生的时候,如果需要的话,就诊时最好拿着自己的笔记,以备参考。你可能希望能有其他方法或者提醒方式,能让互动尽量流畅和自然一点,毕竟在商店买东西的时候,当着店员的面看掌上电脑可能会妨碍你们的互动。但是,如果这是让互动进行下去所必需的,那也没什么不可以,总比压根不互动要好得多。

9. 用不同的脚本和对应这种关系的人实战之后,一定要找时间写下自己对这次社交互动的印象如何,还要写你对自己和对方表现的评价。

10. 要想把观察分析做得简单一点,可以用五级分制来给这次社交互动的效果打个分。1代表效果很不好,5代表很好。下面这些问题能帮助你进行自我评估:

   - 我和他之间沟通得清楚吗?
   - 我们之间算是良性互动吗?
   - 我怎么看出来互动是良性的呢?
   - 互动的目的达到了吗?
   - 我说的话合适吗?我的副语言提示用得怎么样,能打多少分?我的身体语言用得怎么样,能打多少分?
   - 如果互动不太成功的话,是什么原因造成的?

11. 在给自己的表现打分之后,你可能想要对脚本进行修改。

12. 再次练习这个脚本。如果你自己不太容易发现问题到底出在哪里,可以请你信任的人帮你评估。如果你觉得他的看法比较客观,就可以结合他的建议修改你的脚本。

13. 随身带着记事本或者自己的每日计划。强烈建议你做个备份,万一放错地方或者弄丢了。

提前做好计划，在记事本或者掌上电脑里准备好脚本，可以提升社交互动的效果，尤其是遇到意外状况的时候。练习一段时间，比较成功以后，你可能就不再需要脚本了。脚本是一种外在的辅助，最终会变成内化的东西，帮助你和有"点头之交"的人进行互动。

讨论主题：家庭关系

"家庭"这个词，指的是人的群体，这些群体各不相同、数量繁多。不过在本书中，这个词指的是一群人，这些人组成了一个社会群体，其中有家长或者监护人、孩子（不管他们在不在一起住），还有其他关系很近的人，比如爷爷奶奶（姥姥姥爷）、叔叔（舅舅）、姑姑（姨），还有这些亲戚的孩子。

现代西方社会一般认为家是增进感情、爱与信任的地方，人们在家里可以逃避这个复杂的世界对自己的各种要求。家可以给我们关爱、保护、支持、温暖、呵护、理解和引导。

不过，虽然大家都觉得家里人会永远相爱，彼此信任、理解，但是现实并不总是这样。家和其他集体一样，也是由人组成的。有人，就意味着有时候会有问题。家里人之间出问题，很多都出在沟通上。

对于所有家庭来说，沟通都可能是个难题，如果家里有一个或者不止一个有沟通问题的人，那就更是难上加难。阿斯伯格青少年和成人在沟通方面的困难尤为突出和普遍，对此他们自己和家里所有人都有非常大的压力。

实际困难

刚出生的布里特妮，是我见过的最漂亮的小婴儿。她的长相简直是完美。虽然长得很美，但是这孩子却很难带。她总是哭，很不容易哄。见到生人或者去新环境，她都很难适应。上学前班的时候，她和其他孩子也处不来。其他孩子及其家长都觉得这个孩子很难缠，还特别霸道。别的孩子跟她玩过一次基本就不愿意再跟她一起玩了，所以她和其他孩子接触的机会仅限于有组织的小组活动，比如主日学校（Sunday school）和舞蹈课。

布里特妮还总是特别在意能不能提前知道要做什么。在她很小的时候我就发现了，她每天睡觉之前都必须让我告诉她第二天要干什么。我还发现，她理解不了别人的视角，社交方面出问题的时候她甚至都意识不到，就因为这个，她常常把别人惹火。她跟别人说话的时候，我不得不竖起耳朵听，一旦出现沟通问题，我好及时干预。她好像也挺愿意让我听着的，每次我提醒她怎么才能跟别人更好地互动的时候，她也挺愿意接受的。不管谁提醒她，她都挺愿意接受的，除了她奶奶。

我们其实不常去看她奶奶，但也足够让她奶奶过把当老师的瘾了。去看奶奶的时候，奶奶总是想要教她做这做那的，因为她觉得布里特妮在这些方面都不行，比如铺床、收拾自己弄的烂摊子什么的。可是布里特妮却不爱听她指挥，而且特别抵触，还会挑衅，这就让奶奶跟她较起劲来。于是，恶性循环就形成了。有些时候她俩好像是闹着玩，但闹着闹着就伤感情了。因为布里特妮有一点意识到，奶奶这么做，虽然表面上看是出于好意，但实际上却是在指责她不够成熟。我也尽量在她们中间调和，但是她们谁都不理解对方，我也没办法。

后来布里特妮确诊了阿斯伯格综合征，这让家里人，尤其是奶奶，理解了她就是成熟晚，也理解了她在和奶奶以及其他人沟通时的不恰当表现。确诊以后，奶奶不再像以前那样盯着某些行为不放了，她也意识到，帮助孙女成熟起来的最好办法就是要有正能量，孩子能做到的，一定要表扬，同时还要鼓励她去尝试没做过的事情。奶奶也开始明白了，孩子的发展急不得、逼不来。

布里特妮的妈妈贾尼丝

补充说明：布里特妮现在15岁了。从她3岁开始，父母就觉得她可能有轻度的孤独症，不过直到她14岁的时候才去做了评估。在正式诊断之前，家里人已经为她做了一些适应性的调整，给她帮助和支持，而且是对阿斯伯格儿童比较有益的措施。直到后来她离开父母的时间越来越多，家里人才觉得有必要让她自己和其他人知道，她在社交、沟通和行为方面的困难到底是怎么回事。现在奶奶也知道了孩子的困难所在，所以布里特妮偶尔出言不太恰当的时候，她都睁一只眼闭一只眼，不再像以前那样总是批评她了。她还把教布里特妮自理的职责还给了布里特妮的父母。现在，她对孩子的未来也不再那么焦虑了，因为她知道长大成人不是一朝一夕的事情，虽然孩子有点落后，但是日子还长，她可以慢慢成长。

详细解释

家人在一起生活相处，需要开诚布公的沟通。当然了，诚实不代表不讲策略、口无遮拦，想要顺利发展社交关系的话，还要讲究方式方法。

布里特妮的案例中，她的父母经过这么多年，已经学会了如何调整家庭生活，可以既满足孩子的需要，又不会让一家人太难熬。可惜的是，大家族的亲戚们（尤其是奶奶）不是特别理解和接受这种做法。布里特妮的奶奶不是特别明白孩子在社交、沟通、行为方面的困难到底是怎么回事。因此，她把自己知道的对待普通孩子的那一套搬到了布里特妮的身上。缺乏了解，再加上用错了方法，造成了祖孙之间的不良互动。全家人都跟着紧张。

在奶奶看来，布里特妮不知道管理自己的东西，要么就是没被教好，要么就是不想学。她觉得，多指导一下孩子，再加上偶尔讽刺两句，布里特妮就会听懂这里面的暗示，然后就会有意愿和能力去收拾自己的东西了。遗憾的是，这种教学方式并不是孩子需要的。布里特妮的奶奶需要更清楚地了解孙女的困难到底是怎么回事，才能更有效地解决"她不够成熟"这个问题。

对于阿斯伯格青少年和成人的家庭来说，布里特妮家碰到的问题实在是再熟悉不过了。孩子天生有障碍，父母和亲戚最典型的反应就是困惑、疑虑——不明白孩子的问题到底是怎么回事，不知道到底有多严重，不明白孩子的诊断意味着什么，甚至怀疑孩子到底有没有问题。每个家庭成员都要在自己能够承受的突发状况的范围之内，对目前的状况达成某种程度的理解和接纳。理解和接纳，只是家庭成员之间有效沟通的开始，除此之外还要学习彼此之间如何沟通和互动。

沟通是人与人之间相互理解的基础。想要有效沟通，说的人和听的人都要相互明白这一点才行。要实现清楚而有效的沟通，不是一件容易的事。在某种程度上，家人之间常常会想当然，觉得不管发生什么，对方都会永远在身边，永远爱自己。这么想倒也没错，你可能会非常爱一个人，但不见得每时每刻都很喜欢他。但是，如果总是沟通不畅，那么随着时间的推移，再好的关系也会透支。如果抱着"爱怎么样怎么样"的态度，那么家里人就不会付出努力，花精力去琢磨怎么保证沟通有效果、有意义。

解决方法

想要培养高质量的家庭关系，方法就是好好沟通。想要更好地沟通，可以遵循下列步骤：

1. 要表现出积极的态度，愿意改善家人之间沟通互动的质量。这不是一件容易的事，你可能会因为以前的不良互动觉得自己的感情受到了伤害，或者对他们非常生气。放下心中的怨愤很难，但不是没有可能。

2. 实事求是地想一想，对于过去的那些不公或者沟通困难，自己有没有责任，有多少。这一步里最难的部分就是：只关注自己在社交沟通不畅中应该承担什么责任。要记住，你能改变的只有你自己，改变不了其他人。因此，一定要把自己的想法记下来，这样的话，在你使用本书"个人日志"中"实事求是的评估"那一部分进行分析的时候，就有一个可视化的记录可以参考。

3. 用这个评估表来评估自己的社交沟通技能。也许你会发现自己在沟通的时候，在说的方面或者听的方面有些地方做得不好。也许你会发现自己没有付出应尽的努力来保证和家人之间的良好沟通；也许还会发现，出现了问题的时候，自己忘记了道歉或者没有想办法补救。如果是这样的情况，也许你可以选择向家人道歉，请他们原谅，给自己一个机会重新开始。沟通难题是阿斯伯格人士生活的一部分，这是事实，问题肯定是会有的。不过，对于道歉，人们一般都会持欢迎态度，对于那些愿意努力"洗心革面"的人表示欢迎，这也是事实。

4. 一旦发现自己在某些方面有问题，就可以选择一些策略来帮助自己提高沟通质量。说话的时候，应该做到以下几点：
   - 措辞清楚简洁。
   - 注意加上副语言提示，让自己的意思更加明确。
   - 注意使用非语言提示，辅助表达自己的意思。
   - 关注对方的反应，如果需要的话，对自己想要表达的信息做出及时调整。
   - 注意对话原则。

   听别人说话的时候，应该做到以下几点：
   - 使用"有效倾听"的策略（详情请参见本书第 6 章"适应性手段"部分）。
   - 用自己的话复述听到的内容。
   - 如果有拿不准的地方，可以提问。
   - 注意对话原则。

5. 对家人要真诚。跟他们谈谈自己的难处、希望和梦想。告诉他们可以怎么帮你，然后不要拒绝帮助。如果在某些情况下你不需要帮助，要有礼貌地表达出来。不管对方是谁，如果你想要与他好好相处，就应该讲究方式方法，而不是口无遮拦，想说什么就说什么，对家里人也是这样。讲究方式方法，指的是与人互动时把握分寸、巧妙含蓄。既表达自己的想法，又考虑对方的需要。

≫ 讨论主题：朋友关系

朋友，是两个或者两个以上的人之间互相喜欢、互相尊重、彼此信任、无条件接纳的关系。"朋友"的定义当中，最关键的词是"互相"。"互相"意味着双方有共同的东西，朋友之间的喜欢、尊重、信任和大度就是双方所有的共同的东西。人们觉得彼此成了朋友，常常代表他们发现彼此有共同的兴趣爱好。

一般来说，朋友都是互相合作、彼此支持的。他们会在一起做双方都很喜欢的事情。他们在意对方是否开心，还会互相问问题。

问出问题之后，他们会等着对方回答，还会认真听对方回答。他们会互相帮助，即便会给自己带来不方便，或者需要放下自己本来想做的别的事情。朋友犯了错或者和自己观点不一致的时候，相互之间会尽量去理解。朋友之间彼此忠诚，把对方的利益置于自己利益之上。朋友之间互相帮助，努力理解对方，给彼此陪伴。

一般来说，友谊不会掺杂爱情，尽管友谊可能会发展成为更为亲密的爱情关系。如果其中一方发现友谊已经发展成为爱情了，那就必须是双方都有这样的感觉，否则这段友谊就危险了。一方爱上了另一方，可是另一方并没有这种感觉，这是最复杂的。

要知道，在不同的人眼里，交朋友这件事的重要性是不一样的。有些人觉得有一个朋友就够了，而有些人喜欢有一堆朋友。有些阿斯伯格人士可能宁愿不交朋友。在这种情况下，他们的家人也许比他们本人还要在意有没有朋友这件事。

要知道，对于想要交朋友的人来说，有朋友的好处是很多的。朋友可以让你的生活不那么乏味。朋友可以陪着你、一起玩，让你快乐、让你开心。在你遇到困难的时候，他们会给你建议，给你支持。人们都觉得，有朋友的人不会感到孤单，会更快乐、更自信、更成功。

实际困难

下班以后,我觉得特别累,所以决定不做饭了,带孩子们出去上饭店吃。进饭店的时候碰上了雪莉女士,她是伊恩三年级时候的老师。

我们好几年没见到她了。伊恩现在都14岁,上八年级了。雪莉老师很关心伊恩从小学进到中学顺不顺利。她问了很多问题,我觉得她最关心的是伊恩进到一个新环境,周围都是十几岁的同龄人,他适应得怎么样。我们谈话的时候,伊恩一直在旁边听着,尽管他没表现出来。轮到他说话的时候,他先说了他的一个新发明,那是他花了很长时间构思设计出来的给军队用的安全坦克。但是中间说到一半的时候,他突然停下来插了一句:"我不明白为什么没人喜欢我。"然后,很快又开始说回到他的发明去了。我本来打算回应他的那句话,因为在我看来,那好像是在问问题。可是,我错了。伊恩根本没搭我的茬。他是说了他的想法,也表达了对交朋友的渴望,但是,他觉得现在详细说这个事,场合不合适,时间也不合适。

伊恩的妈妈珍妮弗

补充说明:伊恩很聪明,能力很好,尤其数学很优秀。个子高高的,样子帅帅的。就这些外在条件来说,他在交朋友方面不应该有什么困难。但是,他有阿斯伯格综合征。他的障碍表现为多动,他的兴趣爱好很特别,也很强烈,而且对此非常投入,但在别人眼里就是极端的自我。这些行为表现让他很难交到朋友,保持友谊。

详细解释

伊恩的情况并不是个例。很多阿斯伯格人士都想要交朋友,但是友谊却离他们很远。觉得阿斯伯格人士都不想社交,这种想法是错误的。他们不是不想社交,只是社交表现不太一样,可能会妨碍他们交朋友。不过,这是可以克服的,并不一定会导致他们交不到朋友。他们的社会性意识和社交能力还是有可能提高的，随着这方面的进步，想交朋友的人还是会如愿的。

也有些人不在乎有没有朋友。这是他们为自己做出的选择。有些人没有社交方面的压力，也没有交朋友的需要，反倒更快乐。意识到这些，他们可能就会选择不去交朋友，而且，在很多情况下，也会选择不谈恋爱。这些人可能更重视与家人的关系，或者生活中有几个点头之交的朋友就很满足。如果你也是这样的，这没什么好难过的。如果你觉得自己在社交方面只需要有家人、有几个点头之交的朋友就够了，那就只需注意改善这些关系就好了。

对于家长和兄弟姐妹来说，可能不太容易理解不需要朋友这件事。作为家人，要做的就是更加努力地去理解他们所爱的人，尽量从他们的角度来看待这件事，理解有些人就是不愿意把精力花在交朋友、跟朋友保持联系上。

案例中的伊恩，表达了想交朋友的愿望，只不过还没准备好处理这方面的问题。随着年龄的增长，他很有可能会越来越感兴趣，也越来越有能力。他妈妈和其他提供支持的人应该注意观察，一旦他表现出准备好了的迹象，就要留意抓住各种机会为他提供支持，帮助他在社交方面更上一层楼。实际上，很多阿斯伯格青少年和成人都喜欢交朋友并能够从中获益，他们只是缺乏建立友谊和保持友谊的技能。

解决方法

想要交朋友，可以参考下面这些步骤：

1. **研究交朋友的要求**。友谊是一种双边关系，需要互相合作、彼此忠诚、相互支持、相互帮助、有共同的兴趣爱好、花时间在一起、在意对方是否开心、倾听对方的心声、努力去理解对方、把对方的利益置于自己利益之上。
2. 想想自己能不能做个合格的朋友。
   - 完成本书"个人日志"中"我能当个合格的朋友吗"的问卷调查。
   - 如果这个友谊问卷中的问题，你能回答"是"的哪怕只有几个，都能说明你做好朋友是合格的。记住，你必须有能力做别人的朋友，之后才有可能找到朋友。所谓友谊，更多的是你对别人怎么样，而不是别人对你怎么样。不过好在，一旦你成了一个合格的朋友，你在感情、想法和行为等方面得到的回报都是成倍的。

○ 即便所有问题，没有一个你能答"是"的，也不要泄气。也许你需要花些时间着重学习一些交朋友的技能。或者你可能需要再想一想自己是不是真的那么渴望有朋友，在你的生活中朋友会扮演什么样的角色。不是每个人都想交朋友的。

3. 完成本书"个人日志"中"个人兴趣调查"部分，根据结果列一张个人兴趣的单子。记住，友谊都是建立在共同兴趣的基础上的。

4. 现在你已经做好准备去交朋友了。你可能会在已经认识的人当中发现适合做朋友的人，比如跟你一起上学的、一起工作的，参加俱乐部或者教堂活动认识的，住在你家附近的，都有可能。你可能想找一个和自己兴趣爱好差不多的人。这就需要去观察、发现，关注那些出现在你的社交环境中的人。想要交朋友，就必须关注别人，时间还要足够久，以便判断你们之间是否有共同点。

5. 通过观察，发现可能成为朋友的人，觉得你们有共同的兴趣爱好之后，就可以主动跟他说话，谈谈有关这个兴趣的话题。如果能提前准备一些问题，在对话中聊一聊，那就再好不过了。可以列个对话要点，或者草拟一个对话脚本。列个单子，单子可以给你提示，跟人对话的时候不跑题。

　　写个脚本，提前排练一下，到了真正对话的时候就能感觉自在一点。这个对话脚本，既可以只谈兴趣爱好，也可以透露一下自己的状况。透露自己的状况，指的是告诉对方你的障碍情况，因为对方可能已经从你的部分行为或者表现看出你有困难，这样做的目的是为了说明原因。在很多情况下，别人应该早就发现了你的社交问题，因为普通人，如果社交能力处于正常水平的话，很容易就能察觉别人在语用方面的问题。一旦他们理解了这个问题是怎么回事的话，一般来说都会给予积极的回应。详情请参见本书"个人日志"中"对话要点和对话脚本"部分。

6. 第一次交流，最好不要太长时间，这样成功的概率比较大。想要建立友谊，需要集中精力关注对方，时间太长的话，很容易让人精疲力竭。在一起的时候，要记得留心已经学过的那些有关交朋友的要求，同时还要记着下列提示：

   - 一定要说话，如果你们进行的活动允许说话的话。看电影的时候说话就不合适，看电视或者打游戏的时候说太多也不合适。
   - 一定要给对方说话的机会，不要打断对方说话。
   - 对方说话的时候一定要仔细听，然后恰当回应。
   - 态度要友好，要考虑到对方的需要。
   - 一定要记得，快要分别的时候，谢谢对方跟你出去玩，告诉对方希望还有机会一起玩。

7. 过一段时间，大概一个星期左右，可以再次跟对方联系。记住，你是希望对方当你是忠诚的朋友，而不是烦人的累赘。告诉她，上次一起玩很开心，希望她也一样开心。你还可以问她上次一起玩的时候感觉如何。如果她说感觉不太好，或者暗示说不想再一起玩了，那么最好问问有没有什么办法改进。告诉她你想知道她感觉怎么样，因为你希望下次做得更好，或者希望得到一些经验教训。如果是对方先联系的你，也可以按照这样的步骤来做。

8. 花点时间好好想想对方所说的话，想想自己观察到的东西。有任何想法，你觉得有助于改善现状或者对将来有所帮助的，都可以写下来。你要是想和这个朋友或者其他熟悉的人说说这些想法，也可以。

9. 万一第一次尝试没有成功，一定要继续尝试。就算需要把上述步骤重复很多次才能找到朋友，也不要泄气。很多人一辈子只有一两个朋友，也觉得自己挺幸运的。

⁄⁄ 讨论主题：恋爱关系

恋爱关系，指的是两个人出于对彼此的爱慕而交往。在很多文化中，谈恋爱意味着两个人在一起相处，目的是看看将来是否有可能步入婚姻。

对于这种关系，每个人都有不同的看法，有的比较随便，觉得在同一段时间内可以同时约会好几个人，有的比较专一，只有一个约会对象。因此，这种社交关系对于所有人来说都是非常不好把握的，对于阿斯伯格综合征人士来说就更是如此了。

虽说恋爱并不是对所有人都很重要，但是对于青少年和成人来说，还是挺重要的，这其中当然也包括阿斯伯格综合征人士。约会恋爱是青春期和成人期常常遇到的课题，也是很多人都想探究的一个社交行为。一般来说，人们谈恋爱，是因为想要和另一个人在社交、情感和身体方面发展一段关系。他们可能会想结婚、生孩子。想要充分了解一个人，判断他（她）是不是合适的结婚对象，约会恋爱是必不可少的过程，同时还能让人不再孤单。

实际困难

高中生活马上就要结束了，该毕业了。只剩两个月，一切就都结束了。想到毕业，我的心情很是复杂，因为高中这些年是我生命中最好的也是最糟的记忆。同学很刻薄，对我嘲笑不断，学业上还过得去，最好的应该是和梅雷迪思的友情。我们俩从3岁起就是好朋友了。我们是住同一个大院的邻居。我们的父母也是好朋友，每个月都要在一起打几次牌。梅雷迪思一直对我很好，尽管别的孩子都笑话我、不理我，她总是每天都特意跟我说说话。而且她还特别性感。我知道一毕业她就要去上大学了，以后只有暑假才能看见她了。我真的为她神魂颠倒，很想跟她约会。最后我决定请她一起参加毕业舞会。我不太拿得准应该怎么说，而且我一离她近点就会感觉很紧张，克制不了。我知道她会说"不行"，但我必须得试一下。我知道没人帮我的话，我肯定做不来，所以请妈妈帮我写了个小脚本，还演练了一下我想说的话。我练了很多很多遍，直到背得滚瓜烂熟。时间不多了，所以，毕业舞会卖票的最后一天，我决定行动了，梅雷迪思站在她的柜子旁，我走了过去，开始背脚本。我开头是这么说的："我知道你可能很忙，也可能你已经有约了，但是，我，那个，呃……"她替我把后半句说了出来，这下子可把我给救了。她说："可是，我想请你一起去毕业舞会，对不对？"然后她自己答道："好的。"我简直不敢相信自己听到的话。我立马转身就跑掉了。还好，她非常了解我，所以当天晚上还打电话过来问我有关舞会的具体事情。这些细节很重要，但我约她的时候都忘了说。最后我们一起去了舞会。那是我们唯一一次"正式"约会。那天晚上，她提出我们还是做好朋友。我喜欢她，所以我觉得这个提议可以接受。

布雷特

补充说明：布雷特这个孩子相当有头脑，他和其他年轻人一样，想要跟邻家漂亮女孩约会。开口约人家的时候他很紧张，这种表现在年轻人中也很常见，毕竟要用到刚刚开始学习恋爱时需要的社交沟通技能。布雷特的案例里，他有一个优势，那就是对方是邻居家的女孩，他们从小就是好朋友，这个女孩看得出他的难处，对他态度也很友好。他还提前做了准备，写了对话脚本，也照着练习了。这对他是有帮助的，不过对他帮助更大的是女孩梅雷迪思非常了解他，能辅助他迈出艰难的第一步。在这个案例中，毕业舞会这个问题是解决了，但是布雷特在谈恋爱方面的困难依然存在。

详细解释

在阿斯伯格青少年和成人当中，对恋爱感兴趣的人还是挺多的，尽管他们在这方面普遍比同龄的普通孩子开窍晚一些。这种落后有时候被称作"青春期延长"。他们可能到了成年才会开始对这方面感兴趣。

对于他们来说，想要恋爱，但是社交技能不足，本来有些讨人喜欢的优点能够吸引别人的,却被这种不足掩盖了,这种求而不得还是比较折磨人的。还有一个不利因素,那就是别人发出的非语言信息他们既看不出来,也无法准确解读。对你感兴趣的人,常常会想方设法通过非语言信息引起你的注意,比如微笑、眼神,还可能会摆出撩人的姿势,试探你是否会有回应。有了这种试探,等到提出约会的时候,遭到拒绝的可能性就比较小。在正式恋爱之前,这种眉来眼去就像是跳舞一样,几乎完全靠非语言沟通。对于那些很难解读非语言沟通行为的人来说,这些信号很难觉察,也无从回应。这就足以让人没法继续下去了。

与阿斯伯格男性相比,阿斯伯格女性更有可能恋爱约会,主要有两个原因。一是很多文化都觉得男性在这种事上应该主动一点,这需要很强大的自信,而且还要做好被拒绝的心理准备。二是在社交方面,对男性和女性的要求是不一样的,这就造成男性主动约会女性要难得多。

一般来说,如果恋爱双方都是阿斯伯格,比一个是、一个不是,更有可能成功。被诊断为阿斯伯格综合征的女性比男性少,因此阿斯伯格女性遇到合适的阿斯伯格男性的机会,比阿斯伯格男性遇到合适的阿斯伯格女性的机会要多一些。

解决方法

好好学习前面"讨论主题"的内容,对恋爱的目的和要求有一定的了解和理解,同时还要学习恋爱过程中需要用到的社交技能。恋爱关系,指的是两个人出于对彼此的爱慕而交往。在很多文化中,恋爱约会的目的就是判断对方是不是合适的结婚对象。不同的人对于恋爱的看法有很大不同,这与他们所处的文化以及生活经历有很大的关系。大家在这方面有不同的看法,这是很常见的。有些人觉得刚开始约会的时候,两个人出去就跟和兄弟姐妹一起出去玩没什么两样,而有些人则把恋爱看作是结婚的前奏。在这个问题上,人们的角度和看法如此不同,使得恋爱成了一个非常复杂的社交关系。理解这一问题的时候,最应该记住的一点是:这里没有一成不变的规则。对于阿斯伯格人士来说,想要恋爱成功,关键是要把恋爱关系的边界沟通清楚，还要讲究方式方法。

恋爱约会所需的具体技能包括：能够识别出哪些非语言信息是对方在示爱，或者是有个好朋友在身边帮着观察，一旦发现对方发出这种信号就能提醒你；能够分出时间和精力来谈恋爱；能够关心对方，在意对方是否开心幸福；能够且愿意跟对方分享自己的兴趣爱好；与对方沟通的时候能够讲究方式方法；理解对方的角度，因为误解而出现问题的时候，能够发问并寻求解决方法。准备恋爱约会，可以遵循下列步骤：

1. 完成本书"个人日志"中"我能恋爱吗"部分的问卷调查，看看自己对此是否感兴趣。这个问卷可以帮助你判断自己在恋爱关系中是否投入、投入多少，在婚姻方面可能会遇到哪些问题，还会根据你的价值观和宽容度来衡量你在恋爱关系中的界限是什么。

2. 想想在什么地方可能会碰到合适的对象，列出来。很多描写幸福婚姻的书里都说，共同的兴趣爱好是良好关系的必要条件。据此，有可能找到理想对象的地方可能包括工作单位、学校、教堂、社区组织、兴趣小组、健身俱乐部。其他方法还有通过朋友介绍，有可能找到和自己志趣相投的人。

3. 与自己有共同的兴趣，对于恋爱的看法也一致，这一点很关键。还要注意的是，随着交往的深入，要使用策略一点的沟通技能，谈谈关键的事情。举个例子，如果你觉得自己还没有做好准备，并不是非他（她）不嫁（娶），那就应该把这个想法告诉给对方。不必马上说，但是也应该在刚开始相处没多久时就说清楚。这样做可能不太容易，但是比起清楚、有策略的沟通，不沟通的话，问题会更多。如果你要靠朋友给你介绍对象，或者帮着你辨别非语言信息的话，那就要注意，这个人一定是你信任的人，而且名声要好。

4. 约会的时候，应该和对方聊聊彼此的经历、梦想、希望和愿望。双方可以通过共处来发现彼此是不是合拍，有没有可能步入婚姻。一定要明白，通常人们在恋爱的时候都是把自己最好的一面展现给对方的。举几个例子，不管你讲什么笑话，对方可能都会哈哈大笑；她可能不希望被你看见她没化妆的样子；你不想带她去你住的地方，因为你实在不想让她看见你那么邋遢。因为上述种种原因，要从外在表现看到这个人真实的样子可能很难，尽管你们必须在看到并接纳最真实的彼此之后，才能发展长期的关系。

讨论主题：婚姻关系

婚姻关系是一种人际关系，通常很亲密，会涉及性关系。婚姻关系是得到宗教、社会、政府认可的关系。最常见的婚姻形式是一男一女结为夫妻。结婚有很多原因，不过通常是出于以下一个或者多个因素：法律因素、社会因素和经济因素；建立一个家庭；生育、教育和养育子女；使性关系合法化；将爱情公开化。

很多阿斯伯格成人都能结婚，结婚以后也都会碰到普通人碰到的困难。他们发现为了维护良好的婚姻关系，需要付出很多努力，需要彼此沟通，还要能够理解对方的想法和感受。清楚的沟通能够帮助我们弄明白对方的需要，让我们获得婚姻成功所必需的东西，而不必靠"读心术"猜来猜去的。在婚姻关系中，很重要的一点就是要跟另一半交流你的需要、愿望和意图，而不是坐等对方靠心灵感应，什么都不用你说就知道你需要什么、想要什么。能做到这一点，就可以让自己少些失望，因为对方不是总能准确解读你的需求的。这对所有人的婚姻来说都是个难题，不过对于阿斯伯格人士的婚姻来说尤其不容易。另一半有需要却没说出口，或者通过非语言沟通行为表示了不满，但是你却没明白，这就可能让他（她）非常困惑、非常受打击。

美国国家健康婚姻中心（2008）总结了婚姻研究专家强调的健康婚姻十大关键因素，呈现如下：

1. **责任感**：双方都有长远打算。出现问题的时候，双方都希望坚持努力，也愿意为彼此做出一些个人牺牲。

2. **满足感**：总体来说，双方对婚姻关系都感到快乐和满足。不过，这并不代表没有问题或者困难。
3. **良好沟通**：双方都能本着尊重、积极的态度与对方互动，交流信息、解决问题。
4. **解决矛盾**：几乎所有的夫妻都有过严重的分歧。可是，如何处理这些分歧，健康的婚姻和不健康的婚姻在这方面大有不同。
5. **非暴力、无虐待**：尽管婚姻关系中有矛盾是很正常的，但是如果有攻击对方或者诉诸暴力的情况，那就代表这个关系是不健康的。
6. **性忠诚**：双方都没有婚外亲密性关系。
7. **相亲相爱、共度时光**：健康的婚姻关系中，夫妻双方都喜欢跟对方在一起。他们是夫妻，也是朋友，他们互相尊重，喜欢彼此陪伴。
8. **亲密无间、彼此支持**：健康的婚姻关系中，夫妻双方无论在身体上还是心灵上都是亲密无间的。他们互相信任、互相关心、互相爱护。
9. **照顾孩子**：有孩子的家庭，夫妻双方都有责任为孩子的成长和幸福保驾护航，这才是健康的婚姻关系。
10. **白头偕老**：夫妻双方都相信这段婚姻会天长地久，这样才能有助于保持婚姻健康。

实际困难

我是 45 岁的时候才确诊阿斯伯格综合征的，那之前我和妻子特里萨已经开始接受婚姻咨询。她坚持认为我们需要帮助，需要去学习如何互相交流。后来她还决定，我要是不去接受婚姻咨询，她就跟我离婚。我真的不想结束这段婚姻，因为我不想再回到一个人孤孤单单的生活，可是我也不确定婚姻咨询到底能有什么用。

我 42 岁才结婚，因为我对自己的事业太投入了，而且说实在的，也没有多少女人愿意跟我谈恋爱。我是工作的时候认识特里萨的，说实话，她是我第一个真正意义上的女朋友。第一次约会，是她主动约的我。要是当年她等我主动约她的话，恐怕我们就不会在一起了。在那之前很多年，我就已经不再主动约别人了，因为我老是被人拒绝，那种滋味我不想再体验了。我是绝对不可能先向她开口的。要不是她约我出去听音乐会，之后又喝咖啡，我都不知道她对我感兴趣。第一次约会以后，我们天天见面。后来我们觉得结婚挺不错的，可以有个家，还能分担花销。这个决定对我来说不费什么劲，因为我实在厌烦自己一个人住了。

但是，结了婚过得也不容易。特里萨好像总是对我很不满，我也不知道为什么，大部分时候我都注意不到她的感受。我问她有什么不高兴的，她说我工作太投入了，和我在一起生活让她觉得很孤独。可是我提议两个人一起做点什么的时候，她又说我太霸道了。我好像怎么做都不对劲儿。要么就是不在乎她，要么就是太霸道了。除了这些，我记性还不好，做事也没条理。而她特别在意家里是不是整齐，所以每次我把衣服还有其他东西乱扔的时候，她都非常生气。我确实希望我们的婚姻能够继续，但是我就是不知道怎么样才能让她高兴。

塞缪尔

补充说明：塞缪尔是一位很有成就的音乐家、作曲家。凭着自己音乐方面的才华，挣得也不少。他是工作的时候认识特里萨的，特里萨也是一个出色的音乐家。她为塞缪尔的才华所折服，觉得他的孤僻和古怪都挺可爱的，都是天才身上才有的特质。恋爱没多久，他们就结婚了，开始了柴米油盐的生活。很快，特里萨就发现塞缪尔的孤僻和古怪非常影响他们之间的交流。她抱怨塞缪尔让她觉得很孤单，塞缪尔也很想解决这个问题，但是什么时候应该独处、什么时候应该在一起还不能让人觉得霸道，这个平衡他就是把握不了。他最后同意去接受婚姻咨询。去过几次以后，他同意去找成人精神科医生做评估，然后就确诊了阿斯伯格综合征。现在夫妻俩都在努力理解塞缪尔的障碍对他们之间的关系产生了怎样的影响，也在学习应该怎样改进。

详细解释

很多阿斯伯格人士都能结婚，结婚以后也都会碰到普通人碰到的困难。这些困难包括付出努力，彼此沟通，还要理解对方的想法和感受（也叫"解读他人的想法"）。不幸的是，上述三个方面，其中两个对于阿斯伯格人士来说都是非常困难的，那就是沟通和理解别人的想法和感受。

塞缪尔和特里萨在婚姻中碰到的问题就与沟通和解读他人的想法有关。塞缪尔确诊之前，特里萨坚持认为不用交流塞缪尔就应该知道且明白她的想法和感受。她希望塞缪尔能以她觉得恰当的方式对她的需求做出回应。可是，塞缪尔猜不透她的心思，这让她觉得他很冷漠，不在乎她。在结婚之前，她觉得塞缪尔的那些特质都很可爱，也很新鲜。恋爱的时候，对方有些表现你可能会很接纳或者不太在意，但是结婚以后，你的看法就变了，这种情况是很正常的。结婚之前，在特里萨眼里很可爱的表现现在却变成了她的"眼中钉"。而对于有阿斯伯格综合征的另一半来说，一结婚对方的要求就变了，这会让他觉得一头雾水。对特里萨公平点说的话，她和塞缪尔都没有做好准备去迎接婚姻带来的挑战。

在这个案例中，塞缪尔意识到了他们之间有问题，也承认是他造成了夫妻之间的不和谐。他也明白了，他的困难不是性格缺陷，而是神经发育障碍导致的。夫妻俩也明白了，在别人的帮助下，他们有可能做出改变。

阿斯伯格人士要认识到爱情关系和亲密关系都需要努力经营，这一点很重要。阿斯伯格人士的离婚率很高，有人说高达80%。如果夫妻双方都是阿斯伯格或者有其他社交障碍，离婚率相对低一些。不管是哪种情况，能够保持婚姻长久的很少。因此，夫妻一方或者双方是阿斯伯格的，一定要认同婚姻是需要付出努力的，同时还要向外求助，请人鼓励、支持和引导自己走向成熟的婚姻关系。

解决方法

对于阿斯伯格综合征人士来说，想要提高婚姻质量或者保持婚姻长久，就必须要付出努力。

- 婚前咨询可以帮助双方增进对彼此的了解，学习婚姻中必备的沟通技能。重要的是，这种咨询应该持续几个月的时间，而且双方应该经常就此展开讨论，应该比婚礼仪式还要重视。很多机构、个人以及部门都会提供这种婚前咨询服务。
- 做一个日程表，定期评估双方对婚姻的满意度。这个方法很管用，可以及时发现问题。尽早发现问题，可以给双方时间去寻求帮助并采取补救措施，而不是等没希望了才去行动。评估可以每周做一次，也可以每个月做一次。先是列举自己在过去的一周或者一个月里为这个家庭做出了哪些贡献，之后再讨论还有什么可以改进的地方。这种办法比传统的那种夫妻俩互相诉苦抱怨，历数对方的种种不是、然后再告诉对方要怎么改的做法要好得多。把精力放在改变自己而不是改变对方上面，会更有效，也会少些失望。
- 婚姻课程可以提供婚姻必备技能培训，比如怎么不吵不闹好好说话、如何解决问题、如何增进彼此信任、如何增加责任感、怎么做家务、如何理财管账、如何做决策、如何更好地照顾对方等。
- 婚姻咨询师或者婚姻治疗师可以提供建议或者鼓励，让夫妻双方更加智慧、更加了解对方，学会设定目标、解决矛盾，还会讨论亲密关系等相关主题。我们常常觉得自己能解决问题，但是事实可能并非如此。婚姻问题，如果能在冰冻三尺之前就介入咨询的话，就更有可能得到解决。一定要找一个非常了解孤独症谱系障碍的婚姻咨询专家。

讨论主题：亲子关系

亲子关系，指的是父母与子女的关系，是父母在养育孩子成人的过程中与子女形成的一种关系。大多数西方国家认为，从法律上讲，子女到了 18 岁，父母就不再对他们负有义务。不过法律归法律，实际上父母的责任感不会因此消失，在子女 18 岁以后还会延续很多年。

为孩子提供衣食住行等生活必需品，在医疗、教育、培训等方面尽到义务，爱护、保护孩子，以满足孩子生理、情感以及心智发育的需要，让孩子有归属感，这是为人父母的责任。养育孩子是全天候的工作，每周7天，每天24小时，至少18年。"为人父母是你这一生最具挑战性的工作，但也是生命中最不可思议的奇遇"（Becoming Parents Program, 2006）。

实际困难

我是一个妈妈，有阿斯伯格综合征。我和老公有两个孩子，大的7岁，小的5岁。人们经常问我作为阿斯伯格妈妈是一种什么样的特别感受，我其实一直都不确定应该如何回答这样的问题，因为我只体验过做阿斯伯格妈妈，不知道这种体验和其他妈妈有什么不同。我得承认做妈妈挺难的，但是我觉得对所有的妈妈来说都是一样的难。发现自己怀孕的时候，我觉得我需要尽我所能去学习有关孩子和育儿的事情。我很担心自己没法无师自通，所以我把它当成了一门课程来学。我参加了育儿课程的学习，还订了三种不同的育儿杂志。我仔仔细细地看完那些杂志，还把我觉得重要的文章剪下来留着。

我老公在帮我照顾孩子上做得很好，不过一般来说，都是我负责送孩子们去上学，参加各种活动，做跟人约好的事情。我最大的问题是没有条理。为了记住各种安排好的事情，我自己发明了一个便利贴记事法。我把所有事情都写在便利贴上，然后贴在冰箱的日程表上。家里人看一眼冰箱上贴的日程表，就能知道日程是怎么安排的了。有些人担心我不会教孩子如何社交，关于这一点我相当自信，我做得还不错。孩子们除了上学，还会参加一些活动。他们有时候会请朋友来家里做客，不过通常我们家不怎么与人来往。大家对这样的安排也都挺高兴的。每次我听到学校或者其他人指出孩子的社交问题时，我都会竭尽全力地去解决。只要我能为他们提供必要的机会，让他们去体验就行，不一定非得自己教他们如何社交。

桑德拉

补充说明：桑德拉有阿斯伯格综合征，是两个孩子的妈妈。她的丈夫很给力，对孩子们也很支持。她怀孕的时候，很担心自己可能在养育孩子方面出问题，她觉得最好的办法就是尽她所能去学习有关育儿方面的知识。她还自创了一套条理化的方法，这个方法对家里人很有用，而且还可以教给孩子们，他们长大以后也能用上。

详细解释

育儿是一份全天候的工作。要把孩子从小拉扯大，需要投入大量的时间、精力和财力。桑德拉很担心自己的知识和背景不足以支持她成为一个好家长。她意识到这项任务有多艰巨，而且对自己是否有能力承担这项重要任务做了预判，事实证明她的预判非常准确。

为了弥补自己在育儿直觉方面的不足，她为自己制定了一个计划，加强知识储备，做好育儿准备。她阅读并收集了很多重要资讯，还设计了一个简单的方法来让自己有条有理。应对这项新挑战，她的办法就是利用自己出色的认知技能，来弥补自己社交能力的欠缺。她意识到孩子们需要社交、需要发展社会关系，所以就尽自己所能为他们提供相关机会。她明白，她可能要靠别人帮忙提醒，来满足孩子们在这些方面的需求，所以她就一直对此非常关注。

对于阿斯伯格家长来说，另外一个需要注意的方面是财务。很多阿斯伯格人士是没有工作或者没有充分就业的，这就使得家长养育孩子所需提供的资源大大减少了。在这种情况下，家长可能会发现自己不得不依靠外界或者政府的救助。对于想要为孩子提供成长所需资源的家长来说，这是很有压力的事情。

解决方法

对于所有人来说，为人父母都不是容易的事情，不过对于阿斯伯格综合征人士来说，尤其如此。具体困难可能包括很难和孩子建立感情，无法为孩子提供必要的生活环境和生活上的照顾，不能为孩子示范、也无法教给孩子什么是恰当的社交行为，无法为孩子提供社交融合机会，不能为孩子提供成长必需的资源，等等。

- 以提高认知的方法来学习育儿是一个很好的开始。认知模式，指的是通过学习相关知识建立有关育儿的心理表征[①]。心理表征，指的是事物比较典型的表现形式。举个例子，孩子饿了，就需要健康卫生、营养均衡的食物，这样才能健康成长。一般就需要准备一日三餐，还有加餐的小点心。对于每天可能只吃两顿饭的家长来说，就需要好好规划。这种提高认知的方法非常系统，需要收集很多相关信息，比如孩子需要什么，家长要做什么才能满足孩子的需要等。这些知识可以从孩子的成长过程中学到，也可以从社区或者网络育儿课程中学到，还可以和家人、朋友、认识的人聊聊育儿经，观察其他人怎么带孩子，反思自己的做法，看看育儿书或者文章等。
- 家长要认识到自己在某些育儿领域可能存在盲区，所以对于他人的评论和建议应该持欢迎态度。
- 家长应该主动寻找孩子全面发展所需的机会，并且为孩子提供这些体验，尤其是在自己比较欠缺或者不太自信的方面。
- 家长应该关注自己的孩子。如果不确定他们需要什么，或者开不开心，那就问问他们。如果孩子年纪还小，还不会表达自己的需要，那么你就得解读她的行为表现，因为那就是她的沟通方式。所有的行为都是沟通，对于没有语言或者很小的孩子来说，这可能是了解她的需要的唯一方式。如果你很难准确解读这些行为，那就请教一下朋友、家人或者孩子的老师，请他们帮助你来解读。每天记录她的行为表现，这样就可以对她的沟通方式有所掌握。通过这些记录，你也许就能慢慢了解孩子的沟通模式，以后再解读她的行为时就会

[①] 译注：心理表征（mental representations）是认知心理学的核心概念之一，指信息或知识在心理活动中的表现和记载的方式。表征是外部事物在心理活动中的内部再现，因此，它一方面反映客观事物，代表客观事物，另一方面又是心理活动进一步加工的对象。

比较容易。使用本书"个人日志"中"行为即沟通"部分来记下你的观察。
- 跟另一半谈谈你的担忧，也谈谈你为了做个好家长所付出的努力。让他（她）和你一起努力。如果他（她）还没有完全成为你的同盟，要在需要的时候为他（她）提供有用信息，让他（她）放心，慢慢和你成为一个战壕的战友。
- 向外界求助，比如家人、教会以及社区组织。

讨论主题：陌生人关系

陌生人，指的是与你没有过任何社交接触的人。

他们通常是家族成员以外的人，尽管不熟悉的家族成员也有可能是陌生人。因为父母常常教孩子"警惕陌生人"，所以我们常常觉得陌生人很危险。不过现实生活中，所有不认识的人或者没见过的人其实都属于陌生人。所以，这里的难点在于，在被我们划归为陌生人的那些人里，如何区分哪些人是我们很快就会熟悉或者成为朋友的，哪些人是我们应该防范躲开的。可能最好还是宁可谨慎，也不冒险。如果不认识这个人，那就先假定他不可信，除非能证明他是可信的。只要是属于"陌生人"范畴的，不要给他任何你的个人信息、财产信息，也不要跟他去任何地方。

实际困难

我在一家快餐店当服务员，负责清理桌面、地面，摆放调料架。我最喜欢的就是整理调料架，大家也经常夸我摆得整齐。我感觉这个工作很好，所以我喜欢在那里上班。我和同事都是好朋友。有一天晚上，很晚了，我正在上班，有个男人一直不停地跟我讲话，说我长得很漂亮。我老板让他离我远点，说我正上班呢。那个人离开了，但是之后每天都来我们店里，每次来都跟我打声招呼。他一般不点餐，不过总是喝杯咖啡。过了几个星期，他请我出去到我们店旁边的酒吧喝一杯。

我打算去，也计划好了下班以后和他在店外见。

我的老板听到了我们的对话，告诉我这个人是个陌生人，我还没了解他就跟他出去，这不是个好主意。可我觉得他不是陌生人，我每天都能见到他，而且他人也很好。我老板说我应该"调查调查"这个人。我不是很明白他说的"调查调查"是什么意思，于是去问了我姐姐。她听说我在上班的时候和一个陌生男人说话，表现得很生气。她也告诉我说这个人是个陌生人，我根本就不认识他，还说这个人说话很可疑，说我很漂亮，还在我上班的时候打扰我，这些都很不礼貌。

我对这个人完全不了解，所以这个人就是个陌生人，我姐姐说他太可疑了。这些话把我吓坏了，所以我不打算跟他出去约会了。我也不想再看见他了，但是我知道他还会来找我的。再见到他的时候，我告诉他我不能跟他出去，但是他一直求我跟他去，还说"求求你了，你这么漂亮，我们在一起一定很开心的"。我开始害怕起来。我意识到有麻烦了，所以我回头找我老板，他从厨房里走出来让那个人走开，告诉他我不想跟他出去。那个人骂了几句就走了。后来我再也没有见过他。有我老板还有我姐姐帮我，我很高兴。

坎迪丝

补充说明：坎迪丝24岁，是个很有吸引力的女孩子，工作很努力，她也很适合现在的工作，尽管挣得很少。她的工作性质决定了要和各种各样的人打交道。她很善良，但是对周围世界实在太不了解了。一个陌生人主动接近她、奉承她，她就上钩了，才过了几个星期，就被哄骗着答应跟人家约会。她意识不到这个陌生人的表现很可疑，但是周围人注意到了，所以很担心她。后来她得益于老板的帮助，甩掉了那个人的纠缠。

详细解释

对于阿斯伯格青少年和成人来说，分辨哪些人是陌生人、解读非语言沟通信息、评估语言沟通信息，所有这些可能都是非常困难的，这就使得他们容易遭到伤害，意识不到眼前的危险，因而面临很大的安全风险。

对于他们来说，要区分哪些人算陌生人是很难的。要意识到自己之前从来没见过这个人，这一点就很复杂，因为很多阿斯伯格人士记不住别人长什么样。要记住别人长什么样，得看着人家的脸和眼睛，视线停留一会儿才能留下记忆。很多阿斯伯格人士都很难直视别人的眼睛，所以他们一般不和别人进行眼神交流。正是因为如此，他们对其他人的脸的研究就少，这就使得他们无法把别人的面部特点锁定在自己的记忆当中。因此，他们就不大可能区分哪些是见过的人，哪些是陌生人。以坎迪丝的案例来说，她最开始是根据自己对人脸的记忆，把那个追求者划归到陌生人的范畴当中。她意识到自己不认识这个人。但是，在上班的地方见过几次以后，她就对这个归类做了修改——这个改动的根据是她跟这个人的接触次数，而不是对这个人的了解程度。

可疑甚至是危险的陌生人可能会在体态姿势、行动表现以及面部表情等非语言沟通行为中暴露自己的意图。仔细观察，也许就能发现这些非语言线索，从而警惕起来。记住，人们甚至会在自己不想交流的时候，通过非语言沟通行为暴露自己的想法。醒着的时候，我们的身体甚至会在无意之中传达出与人交流的信息。陌生人发出的这些非语言信息非常微妙，对于阿斯伯格人士来说，很难解读明白。坎迪丝无法识别出那个陌生人的非语言信息带有危险的意味，但是她的老板却能，这就让他警惕起来。谢天谢地，他对坎迪丝说出了自己的担心，坎迪丝也同意约会之前要再了解了解那个人。这可能避免了一场灾难。

要判断别人的语言沟通行为是否真实，需要社会性推理，还需要机敏和智慧。这就意味着你得能一边听这个人说话，一边分析这些话的真实性。在坎迪丝的案例中，最难的一点就是她无法准确评估那个陌生人对她说的奉承话。他说："你真是太漂亮了。"还说："你这么漂亮，我们在一起会很开心的。"虽然她没有被这些话彻底冲昏头脑，但也很难发觉这个人的行为不妥之处——上班的时候打扰她、向她求爱、被拒绝后仍没完没了。对于坎迪丝来说，她天性诚实、追求公平，这些优秀品质反倒让她难以看出别人的不诚实。陌生人能看出来她很单纯，也很容易相信别人，这就让她面临很大的风险，极有可能遭人利用。很多罪犯就是会寻找那些对周围环境不敏感、不能迅速察觉危险的人。

阿斯伯格青少年和成人可能受到陌生人的侵害，主要有这几种可能：身份被盗用、财务被侵占，遭到抢劫、勒索、诈骗以及人身伤害。

解决方法

如何在遇到陌生人的时候保证自己的安全呢？可以按照下列步骤操作。

1. 列一个个人安全守则，碰到陌生人的时候，严格遵守这个守则。完成本书"个人日志"中"个人安全守则"部分，准备适合自己的安全守则。举个例子，个人安全守则里可以包括下列项目：
   - 不跟陌生人说话。
   - 不接受陌生人的礼物、钱财和食品。
   - 不搭陌生人的车。
   - 不把自己的个人信息、财产信息透露给陌生人。
   - 不让陌生人动自己的食物和饮料。
   - 不帮助陌生人。

2. 打造一个安全网，里面都是自己认识和信任的人，听听他们对于陌生人的观察反馈，把这些人当作你"值得信赖的盟友"。他们当中可能有你的父母、兄弟姐妹、老师、同事以及老板。如果有陌生人在你不理不睬之后还是要来接近你，一定要告诉你的"盟友"。问问他们如何看待这个陌生人的动机。对这个陌生人进行判断的时候要把他们的看法考虑在内，一定要遵守个人安全守则。

3. 要知道，人们在网上交流的时候，往往想说什么就说什么，不管真假。有的人可能很老，却会说自己很年轻；有的人可能是男的，却会说自己是女的；还有的人可能是小偷，却表现得很真诚、很贴心。你很难知道在网上跟你交流的人是什么样的，是不是像他们自己说的那样，所以在网上跟人交流的时候，最好不要涉及个人信息。
- 如果你在网上跟人聊得很投机，觉得有必要见面，一定要请你信赖的"盟友"帮你把把关，确认没有问题之后再给对方能定位到你的信息。
- 记住要让"盟友"知道你在网上跟人聊天这个事。绝对不要单独去见网上认识的人，除非你有机会通过可靠的消息源验证他说的都是真的。
- 备份聊天记录，如果需要"盟友"帮你看看的话就可以用上。
4. 训练自己的观察能力。和朋友、家人一起看电影或者电视剧的时候，选中某个演员，观察 10 ～ 15 分钟。观察分段进行，10 ～ 15 分钟结束以后，把这几段观察到的东西加以比较。在这项活动中，可以使用本书"个人日志"中"身体语言观察指南"来指导自己。观察戏里那些配角、敌人或者反派的行为表现和身体语言，把自己的观察记下来。再观察戏里代表正能量的主角、主要角色的行为表现和身体语言，把自己的观察记下来。把这些观察记录加以比较，尤其注意那些脱离说话内容仅凭身体语言表达出来的信息。

如果能识别出来有些角色的身体语言和他们所说的话不一致，那是很有意思的，我们一般认为这种表现是演技拙劣。非语言信息应该和说话内容相符，除非演员是有意要表达复杂的信息。回想一下自己的解读是否准确，之后继续练习。

3 健康医疗

保持良好的身心健康状态,是提高社会适应度和自身幸福感的必要条件。身体健康、状态良好的人精力更加充沛。假设每个人每天的精力只有一大杯那么多,如果营养不良、锻炼太少、睡眠不好、保健不够,就会消耗这杯精力,那么剩下的精力就远远不够应付生活和阿斯伯格综合征带来的挑战。

本章主要讨论如何健康生活,具体包括营养、健身、睡眠、心理健康和医疗保健等主题。针对每个主题给出明确定义,并且说明讨论这个主题的目的。之后,通过具体案例来说明阿斯伯格青少年和成人在健康生活方面遇到的特殊困难。最后,分步骤列出简单易行、比较实用的解决方法。

讨论主题:营养、健身、睡眠

营养均衡、定期健身、保证睡眠是保持身体健康的必要条件。想要健康、幸福地生活,就必须保证摄入均衡的营养。没有任何一种食物能包含所有保证身体健康、正常运转所需的营养。因此,饮食应该包含多种多样的食物,还要吃上一段时间,保证摄入能让身体保持最佳状态所需的充分营养,这一点是非常重要的。

为了保证生存所需的精力，我们的饮食必须包括碳水化合物、脂肪和蛋白质，并且保证各种营养均衡。摄入蛋白质太少，就会影响头发的生长，还会影响其他身体功能，而摄入蛋白质过多，则会加重肝肾等器官的负担。摄入脂肪太少，会导致肥胖和不孕，而摄入太多，也会导致肥胖，还有心脏病。摄入碳水化合物过少，会让人感觉疲劳、容易抽筋、大脑功能受损，摄入过多，则会导致肥胖、乳腺癌、糖尿病以及心脏病发作。维生素、矿物质和膳食纤维摄入不足，会导致全面营养不良以及消化问题。

美国卫生与公众服务部在《美国人膳食指南》（*Dietary Guidelines for Americans*, 2005）中建议，人们应该食用各种各样的水果和蔬菜、全麦制品、脱脂或者低脂奶，种类要多、分量要少，同时还要减少脂肪、加工糖类食品以及盐的摄入量。饮食中应该包括那些能提供必要的维生素、矿物质和膳食纤维的食物，这一点很重要。喝水也很重要。

锻炼身体，应该成为每天必做的事情，这对年轻人尤为重要。锻炼能够增强耐力、增加体力，还能控制体重。游泳、骑自行车、滑雪、慢跑、有氧舞蹈和散步，这些都是很好的健身方式。还有些人喜欢团体运动，因为可以带来额外的社会效益。美国心脏协会和美国运动医学学院（2007）发布的"体育活动指南"（guidelines on physical activity）上提到，"所有18岁到65岁的健康成年人每周应该有5天进行至少30分钟中等强度的运动"。

定期认真锻炼，可以让人睡得更加香甜，还可以缓解焦虑和抑郁症状，帮助人们戒烟，提高大脑工作效率，改善性生活满意度。此外，还有助于降低胆固醇和血压，减少罹患骨质疏松症、糖尿病和心脏病的风险。

睡眠对于保持身心健康至关重要。研究发现，如果睡眠不足，人们就连执行简单任务的能力都会急剧下降。睡眠不足的人可能无法正常做事，情绪暴躁易怒，注意力无法集中，白天也会昏昏欲睡（Killgore, Balkin & Wesenten, 2006）。缺乏睡眠最常见的后果就是开车的时候打盹。有三分之一的司机曾经在开车的时候睡着过。每年因此损失300亿美元，撞车事故大约10万起，受伤7.1万人，死亡1500人（Wanf & Knipling, 1994）。

青少年和成人需要的睡眠时长不太一样，一般青少年每天需要9.5小时睡眠，而成年人平均需要 6～8 小时睡眠时间。具体到每个人，需要的睡眠时长都不一样。青少年时期需要的睡眠时间比较长，因为在这个阶段，生长发育速度比较快，身体出现变化。随着身体渐渐成熟，需要的睡眠时间也逐渐减少。

睡眠不足的表现包括早上醒不来，白天容易睡，下午的时候爱发脾气，周末的时候爱睡懒觉，记忆力下降，注意力不集中，睡着了容易醒，醒了睡不着，情绪低落，抑郁，学业或者工作表现不佳。

而如果睡眠好，生病或者受伤的时候就会恢复得更快更彻底，人也不容易受到压力的影响，更能集中注意力，更不容易因为小事而生气，记忆力更好，在执行需要逻辑推理和数学计算的任务时表现更好，人际关系更融洽，手眼协调能力更高。

实际困难

> 我从记事起就有睡眠问题。凌晨两点之前从来没睡着过，就算我尽量早点上床，也没法入睡。我的脑袋里就像过电影一样。这对我来说是个大问题，因为我现在上了大学，有时候早上八点就有课。一般来说，我是可以起床去上课的，但是接下来一整天都会很疲惫。我很难有条有理地安排好自己的生活，日子过得不怎么好。我知道我需要睡觉，但是好像就是不知道怎么才能早点进入睡眠状态。
>
> 山姆

详细解释

关于营养、健身和睡眠等方面的话题，是那些关心阿斯伯格综合征人士生活幸福的人常常关心的，不过阿斯伯格人士自己好像却不是那么在意。不在意，并不一定是因为他们意识不到健康生活的好处，而是因为他们已经习惯了，或者他们不知道还有什么好办法去处理这些事情。

嗅觉敏感、触觉敏感，再加上喜欢一成不变，常常让他们很难接受不同的食物。能吃的东西很有限、种类也少，就会导致营养问题。如果平时爱吃蛋糕、甜甜圈或者曲奇等精加工糖类食品，或者奶酪比萨、炸鸡块等高脂肪类食品，就容易感觉疲乏困倦，就更不想去进行体育锻炼或者健身活动了。在运动方面有困难，也常常让人不想参加团体运动项目以及进行一般体育锻炼了。

很多阿斯伯格综合征青少年和成人都有睡眠不足的问题。他们中大多数人都是晚上睡不着、早上醒不了、白天特别困（Bruni, 2007）。到底是什么原因导致了这些睡眠问题，目前还不确定，但是有些人怀疑是与阿斯伯格综合征人士的神经基础及其对睡眠规律产生的影响有关（Bruni, 2007）。

营养、健身、睡眠三者之间相互关联。保证营养是健身活动所必需的，而健身又能改善睡眠。三者都有助于改善健康状况，提升整体幸福感。

解决方法

如何实现健康生活

自己目前的生活习惯和生活模式，有哪些与营养、健身和睡眠方面相关的，先收集一下。这需要仔细观察、密切留意。给自己的生活习惯做个时长一周的分析表。把自己这一周的饮食，还有花在散步、家务和锻炼等健身活动上的所有时间全都记下来。把每天晚上的睡眠时长加起来，算出总时长，用这个总时长除以天数，得出每周睡眠平均时长。利用本书"个人日志"中"如何实现健康生活"部分的内容，做出自己的行为分析表。

很多阿斯伯格人士还有其他方面的医疗问题。因此，在尝试本章节以及本书提供的建议之前，应该先咨询医生或者医疗专业人员的意见，这一点非常必要。做好自己的行为分析表之后，就可以进行分析了。

营养

你已经了解了什么是营养健康的饮食习惯，现在就可以给自己的习惯打分评级了——习惯很好，就是1级，一般就是2级，不好就是3级。如果你得的是2级或者3级，那可能就要考虑做出改变了。

先从精加工糖类食品或者脂肪类食品那一栏去掉一种食物,再往谷物、水果、蔬菜或者奶制品那一栏加上一种食物。不断地加上健康食物,去掉不健康食物,直到你觉得自己已经达到饮食营养均衡为止。

健身

之前你已经对健身活动有了一定的了解,现在就可以给自己的锻炼习惯打分评级了——习惯很好,就是1级,一般就是2级,不好就是3级。如果你得的是2级或者3级,那可能就要考虑做出改变了。

先是慢慢增加自己的运动量,每周有一天增加30分钟即可。不断增加一些运动,直到达到每周五天,每天健身30分钟。可以选择下列活动:

- 走路或者骑自行车去上学或者上班。
- 多承担一些家务。
- 做园艺或者打理草坪。
- 不坐电梯,改爬楼梯。
- 规定锻炼时间。
- 参加健身中心的活动。
- 上学或者上班午休的时候散步。
- 回家时提前一站下车,走回去。
- 找人和你一起散步。
- 跟着视频或者电脑软件一起锻炼。
- 遛狗。
- 游泳。

睡眠

之前你已经了解了人体睡眠要求,现在就可以给自己的睡眠习惯打分评级了——习惯很好,就是1级,一般就是2级,不好就是3级。如果你得的是2级或者3级,那可能就要考虑做出改变了。

先制定一个健康睡眠计划。健康睡眠计划，指的是精心设计的有助于睡眠的时间表。

1. 确定能让自己保持最佳状态的理想睡眠时长。
2. 明确自己每天必须什么时间起床，往回倒推出自己需要什么时间入睡。
3. 把这个时间规定为自己的正式"就寝时间"。
4. 围绕睡眠时长、就寝时间以及卧室布置等方面，给自己做一些规定。为了在正式"熄灯"就寝之前形成一个规律，好让你慢慢放松入睡，可以尝试下列活动：看喜欢的书，打开电热毯，穿上舒适的衣服，关掉所有电子设备。

   床就是睡觉的地方，不要在床上吃东西、抽烟、玩电脑、听音乐或者看电视。运动或者洗澡之后最好不要马上上床，除非你觉得这些活动会让你觉得很困。另外，还要注意不要饮用太多咖啡饮料，并且尽量少喝酒。到了规定的就寝时间就熄灯上床，这样可以形成良好的就寝规律。
5. 如果脑袋里静不下来，那就试试冥想、祈祷，或者默念一首能让你平静下来的小诗。有些时候，轻轻地滚来滚去也可以让人平静下来。
6. 不到早上不要下床。如果必须要去洗手间，那就尽量快去快回。可以在洗手间开一盏小夜灯，这样就不用开大灯了。
7. 白天的时候让自己活跃一点，保证健康饮食，这样也会提高睡眠质量。

∥ 讨论主题：心理健康

心理健康指的是一种状态，在这种状态下，我们有幸福感，能够清楚自己的潜力所在，应对正常的生活压力，工作起来既有效率又有效果，能够为我们的社会做贡献。是否有幸福感，包括是否感到快乐、自信，对生活的总体态度如何。

能否发现自己的潜力，直接取决于是否能够对自己的能力、才干、优势以及局限性有一个准确的评估。所谓潜力，不是你目前的状态或者已经取得的成绩，而是结合你目前的能力设想的，你将来有可能达到的状态。能够应对正常的生活压力，指的是具备承受挫折、迎接挑战，并且在可能的情况下尽力解决问题的能力。工作起来既有效率又有效果，指的是能够发现自己最适合什么类型的工作，培养这种工作所需要的能力，并且发现提高工作效率的条件。为社会做贡献，指的是自己能为他人做些什么。这关系到你在建设自己所属团体的工作中所承担的角色。你的贡献，可能是体力上的、有形的付出，也可能是一种整体的感受，使这个世界因你的存在而美好起来。

达到心理健康状态不是一件容易的事，保持心理健康更不容易。会对心理健康产生威胁的因素包括压力、心理疾病和残障状况。压力，可能是身体方面的压力，主要原因是生病或者受伤；还有可能是情绪方面的压力，主要原因是感到茫然失落、担心自身安全、担心财产状况、达不到学业要求、工作遇到困难、社交存在问题以及感到孤独。长期的压力可能引起健康问题，还会让你跟别人越来越疏远。

心理疾病会干扰我们的大脑，影响我们的正常行为，让日常生活变得非常艰难。心理疾病包括很多种，其中焦虑和抑郁最为常见。焦虑，指的是过分地担心和紧张，总是感觉厄运就要降临。焦虑表现为心悸、出汗、颤抖、疲劳、头痛、肌肉紧张、恶心和吞咽困难等生理症状。

抑郁，指的是连续几天以上感觉难过、悲观，觉得自己没有价值、没有希望。抑郁还会让人对自己喜欢的活动也失去兴趣，对自己和他人不再关心在意。只是短时间或者稍微有点难过，这是比较正常的。但是，如果长达几个星期的时间里一直感觉难过，而且达到了影响正常生活的程度，那这有可能就是临床上的抑郁症状了。

身有障碍，生活中会遭遇很多挑战，也会对心理健康造成威胁。对于阿斯伯格青少年和成人来说，社交沟通问题会导致长期的挫败感，还会被他人孤立、难以自立、找不到工作、工作不理想，所有这些都会影响整体的幸福感，包括心理健康状态。

实际困难

> 我今年28岁了，看不到未来有什么希望。我已经竭尽全力、尽一切可能去争上游了。我上高中的时候是个相当出色的学生，大学也顺利毕业了。我现在是一个自由撰稿人，在家办公，这样很好，因为我实在没有精力再跟人打交道了。一直以来我都在努力挣扎着和人打交道，这对我来说非常难。我手里有几个杂志的合同，但我觉得自己很难集中精力按期完成稿件，很有可能会搞砸至少一个合同。我一直都有点抑郁倾向，这才是最糟糕的。我其实很难说清楚到底是什么事让我难过，我就是觉得难过。
>
> 马库斯

补充说明：马库斯很有才华，能力也很强，但他有抑郁症状。这么多年来，他和其他青少年一样，从高中到大学一直到职场。现在，因为抑郁，他很难继续工作、保持自立。他觉得很疲惫、很难过，觉得未来没有希望。他已经没有足够的精力去完成写作任务，这是他曾经很喜欢的事情。他的工作快保不住了，现在急需帮助。

详细解释

阿斯伯格综合征人士尤其容易出现焦虑、抑郁等心理健康问题，特别是在青春期后期和刚刚成年的时候（Tantam & Prestwood, 1999）。抑郁在阿斯伯格人群中很普遍，大概每15个人中会有1个出现这种症状（Tantam, 1991）。天宝·格兰丁博士在"孤独症人的视觉思维"（*Visual Thinking of a people with Autism*, 1999）这部视频当中曾经说过，孤独症人士最普遍的感受就是"焦虑"。

焦虑在孤独症和阿斯伯格综合征人士中是很常见的问题。缪里斯（Muris, 1998）等人研究发现，患有广泛性发育障碍的儿童中，有84.1%的人完全符合至少一种焦虑障碍的诊断标准。阿斯伯格人士很容易焦虑，主要原因就是他们无时无刻都要面对社交和环境的要求。

他们会抑郁，可能是因为越来越意识到自己的症状，还有可能是因为社交障碍对于自身社会处境产生的影响，比如感觉受到孤立，觉得很孤独、很茫然，总是觉得自己很失败，过度焦虑，无法自立，曾经遭受过霸凌和嘲笑，工作不理想或者找不到工作等。马库斯的年龄正是开始注意到阿斯伯格综合征对自己生活产生影响的时候。目前还不清楚他的抑郁到底是环境导致的，还是因为他本身就有这方面的基因基础，从生理上就有抑郁倾向。不过，就目前来说，这种抑郁状态已经让他无法继续工作了，不能按时交稿，他的生活状况就会更加糟糕。因此，现在不用再纠结哪个先哪个后的问题，到底是环境原因还是基因原因已经不是最重要的了，重要的是他现在需要帮助。

要知道阿斯伯格综合征人士还有可能受到强迫症、注意力缺陷多动障碍以及情绪波动等心理疾病的困扰。

解决方法

心理健康，对于普通人和阿斯伯格综合征人士来说，重要性是一样的。不一样的只有一点，也是很重要的一点，那就是阿斯伯格人士在人生中某一阶段出现焦虑或者抑郁的可能性要大得多。

想要保证良好的心理健康状态，首先要有准确的评估。如果你觉得自己有心理方面的问题，那就有必要去找一个对阿斯伯格综合征和心理疾病都很了解的专业人员做一个全面评估。找他们做评估的时候，一定要注意他们是不是了解阿斯伯格综合征的知识，是不是有过阿斯伯格青少年或成人的评估经验。

如果想要在自己所在地区找一位经验丰富的专业人员，可以请你的医生推荐，也可以联系本地的孤独症组织获取服务机构的名单，还可以联系自己所在州的医疗协会，或者问问其他了解孤独症谱系障碍的专业人士。然后就可以按照下列步骤操作：

1. 打电话约诊之前，可能需要列一张单子，或者写一个脚本，其中包括初次联络所需的一切信息：名字、年龄、目前的问题、付款方式、可以面诊的时间、面诊时需要带上的东西。如果你想找人陪你一起去，一定要先问问对方什么时候有时间，之后再约诊。
2. 如果你打了电话，得知还要等很久才能约上，那就可以请对方把你放在候补名单里。万一有人成功约诊但是临时去不了了，那你就有可能补上这个缺，就能早点过去。如果你感觉自己的状况已经很危险了，那就最好直接去看本地医院的急诊。
3. 约好之后，把面诊日期和具体时间都写下来，还有面诊的时候需要带什么，也写下来。
4. 万一确诊了是有心理健康问题，治疗方法有很多，综合的治疗方案也有很多。

- 咨询，指的是与一位知识阅历丰富的人见面谈话，他能理解你的难处，给你支持、引导、指导、建议和鼓励。
- 互助组织，指的是与其他有着同样或者类似问题的人结合起来，互相帮助、引导、指导，提出建议，彼此鼓励。
- 药物治疗，对于减轻焦虑、抑郁、注意力缺陷多动障碍和情绪波动有帮助，但是只有医生才可以开具处方。
- 精神上的支持，一些信奉宗教的人，能从信仰当中获得指引和鼓励。

讨论主题：医疗保健

医疗保健，指的是对疾病的预防、治疗和管理。做好医疗保健对于我们的整体幸福感非常重要。青少年和成人想要预防疾病，应该保证健康的生活方式、不做对健康造成威胁的事情，按照医生的建议定期检查，以便在早期发现病情。

健康的生活方式包括摄入充足的营养，保证体育锻炼，保证睡眠充足，提升整体状态。除此之外，还要注意控制体重、调节压力。健康的生活方式还包括保持个人卫生和环境卫生，比如洗手、刷牙、清扫居住环境、定期洗澡等。这些具体内容是非常个性化的事情，取决于个人情况。关于保持体重方面的指导原则，可以咨询医疗专业人员。

众所周知，会对青少年和成人的健康造成威胁的行为包括开车或者坐车的时候不系安全带，骑自行车或者摩托车的时候不戴头盔，开车的时候发信息或者打电话，吸烟、吸毒、酗酒以及酒后驾车。还有其他一些高危行为包括进行性行为时不采取保护措施，暴饮暴食，碰到问题的时候不是通过对话解决问题而是诉诸暴力或者攻击性行为，对于网上认识的人不加甄别就线下见面。

按照医生等医疗专业人员的建议，定期检查身体，这一点非常重要，可以预防疾病，及早发现病情。

对于十几岁的孩子来说，按照医生或其他医疗专业人员的要求，进行免疫接种也是非常重要的。在这个年龄段，定期进行体检，可以让孩子本人、家长和医生有机会就肥胖、恋爱、性关系、性传播疾病以及压力等问题进行讨论，这些都是到了青春期时会出现的问题。一般来说，十几岁的孩子体检通常包括下列项目：

- 量身高、体重、血压。
- 可能还需要抽血，检测一下整体健康状况。
- 男孩还要检查有没有疝气和睾丸癌。
- 女孩可能需要接受妇科检查和巴氏涂片检查①，排除宫颈癌；另外，还要学会每个月进行一次乳房健康自检，一般来说，18岁就可以开始，如果性生活比较早，那就更应该提前一些。
- 耳、眼、喉以及腺体的一般性检查。
- 如果需要，还要检查免疫接种情况，及时接种补种。
- 视力、听力筛查。

---

① 译注：巴氏涂片检查（pap smear），用于子宫颈刮片细胞学检查。

- 牙齿检查，以便发现龋齿、牙齿发育异常、牙齿损伤或其他口腔健康问题。
- 了解是否存在可能有害健康的行为以及社交或者情绪问题。

女性常规检查包括量体重，常规体格检查，针对乳腺癌、宫颈癌、高血压、糖尿病、贫血、性传播疾病、免疫疾病和肾病等疾病的筛查。即便性生活不多，妇科护理也是非常重要的。

男性常规检查包括量体重，常规体格检查，针对高血压、糖尿病、胆固醇、性传播疾病、睾丸健康的检查，以及针对前列腺癌、结肠癌和免疫疾病的筛查。

对于青少年和成人来说，重要的预防性常规检查里，还应该包括牙科检查。定期进行牙科检查，可以很好地帮助清洁牙齿，尽早发现和修复蛀牙，宣传口腔卫生保健、促进人们养成良好的口腔卫生习惯，比如定期刷牙、使用牙线，还有许多地区使用涂氟来防龋，这些都能达到预防龋齿和牙龈疾病的目的。良好的口腔卫生习惯可以促进身体健康，提升自信。

疾病的治疗和管理，指的是生病的时候要积极治疗，遵从医嘱。例如，服用抗生素治疗感染的时候，就应该严格按照处方上的天数服药，不能多也不能少；治疗糖尿病，就应该严格控制饮食。

实际困难

只要活得长，肯定会生病。我就是这种情况。我 58 岁了，最近确诊了 II 型糖尿病。我知道这是早晚的事情，因为我有糖尿病家族史。我其实已经够幸运了，这辈子唯一的大问题就是孤独症。我现在知道了，我的身体分泌不了足够的胰岛素。人体需要胰岛素，有了胰岛素才能把糖变成有用的能量。不幸的是，我在确诊的时候，就已经到了不得不打胰岛素的程度了。我一直都挺害怕医生的，也没怎么定期常规体检过。体重控制得也不怎么好，有点超重。要是我早点去医院，可能就不用一上来就打胰岛素了，不过，也不一定。现在我就是进退两难，我讨厌打针，但是每天都得测血糖，还得给自己注射胰岛素。还有一个问题，我每天吃的几乎全都是他们所说的不好的碳水化合物。确切地说，不是碳水化合物不好，是对我不好。我很喜欢吃面包、比萨、米饭和麦片，但我现在不得不吃水果、蔬菜和豆类。我现在打针比以前强了，但是我真的很难改变饮食习惯。直到现在，在这方面都做得不怎么好。

马尔温

详细解释

医疗保健，最重要的一点就是疾病的治疗管理。对于糖尿病这种慢性病来说尤其如此，护理得当就能很好地控制，护理不当，就会对身体造成巨大损害。马尔温还是比较幸运的，可以获得比较好的医疗资源，糖尿病得以确诊，也有人教他相关知识，提供医疗设备以及药物，帮他治疗疾病。他知道怎么照顾自己。但是，他的问题不在于是不是了解这些知识，而是能不能改变自己的饮食习惯。他现在的饮食偏好到底是因为感官问题，还是多年来养成的习惯，还不清楚。不过这不重要，重要的是他得找到一个解决办法，否则将来可能出现严重的健康问题。

保持身体健康，对所有人来说都是一样的，做好预防，不做危害健康的事，定期进行体检，及早发现病情，一旦生病就要进行治疗。可惜的是，对于阿斯伯格综合征人士来说，要做到这些，是有困难的。这些困难包括缺乏相关知识，没有足够的财力，做事缺乏条理，对于去医院或者看牙感到紧张焦虑，还有沟通障碍等。所有这些因素都使他们很难挂号约诊，约好了也不一定记得去，而且看病付钱以及表达自己的需求对他们来说也不容易。

解决方法

要进行健康管理，就要收集疾病预防和常规体检方面的资讯，要避免危害身体健康的行为，出现紧急情况之前要知道如何保证资金到位，要建立一个组织化体系来帮你处理医疗记录、挂号面诊、联系人信息和各种医疗资源,要建立一个支持体系来保证你的医疗保健问题得到时刻关注,还要建立一个与医疗专业人员沟通交流的体系。

- 要了解这方面的知识,可以看看健康杂志上的文章,还可以看看网络期刊,也可以咨询医疗保健专业人员。
- 如果你吸烟,就可能要考虑戒烟。有一些帮助戒烟的项目,可以向医疗专业人员咨询。如果你觉得自己喝酒太多,那就去做个评估。也许你已经不知不觉地养成了一种不健康的生活方式。如果你有危险性行为,那就应该开始采取安全措施。如果你之前开车是不系安全带的,那从现在开始要系安全带——你可以用软一点的毛巾包住安全带,这样可以舒服一点。如果你忙得闲不下来,没时间戴那些防护装备,那就从现在开始留出时间去戴。这一切都值得。
- 治病需要的钱,可以通过个人健康保险、工作福利保险或者政府机构获得。
- 建立组织化的体系,可以做一个档案夹,里面包括医疗记录、健康日志、记事本、每日计划或者掌上电脑,能帮你记住约好的看病时间,医疗专业人员的姓名、电话、电子邮件和地址等联络信息。
- 建立支持体系,目的是鼓励你坚持执行健康保健计划,或者履行自己曾经许下的承诺。支持体系,可以包括家人、朋友、同事或者医疗专业人员。
- 如果能写个人日志,记录自己的整体健康状况和健康卫生习惯,就可以更好地与医疗专业人员进行沟通。把自己观察到的东西或者想到的问题记下来。面诊的时候带着这个记事本,这样就可以告诉医生准确详细的信息。如果没有这些记录,到了医生那里的时候,人们往往感到非常紧张,想不起来自己想要说什么、问什么了。如果你记的东西非常多,面诊之前可以从头到尾看一下,把重点信息标记出来。医疗专业人员一般都很忙,所以你要把自己关心的问题、观察到的东西、想问的问题总结好。

4

生活安置

　　本章将讨论想要独立生活需要哪些社交技能,具体包括居家养老、辅助居住以及独立生活等生活安置形式,还有生活自理、家务安排以及财务预算和财产管理等主题。针对每个主题给出明确定义,同时说明讨论这个主题的目的。之后通过具体案例来说明阿斯伯格青少年和成人在这些方面遇到的特殊困难,并且针对案例中的具体困难,给出详细解释。最后,分步骤列出简单易行、比较实用的解决方法。

讨论主题:居家养老、辅助居住、独立生活

　　人到了二十来岁或者进入成年的时候,很自然地会离开原生家庭,拥有自己的小家。重要的是,我们要明白,对于每个人来说,没有哪种生活安置形式是唯一正确的。因此,不是所有人都会选择离家独立。对于那些希望换一种形式生活的人来说,选择有很多。

　　成人可以根据自己的喜好、自理能力以及财力情况来选择各种各样的生活安置形式,这些形式包括:

- 租公寓房、共管公寓(condominium)、联排别墅或者独栋房屋。
- 买共管公寓、联排别墅或者独栋房屋。

- 辅助居住。
- 集体居住。
- 居家养老。

租用房产，指的是从业主或者公司那里租赁房屋。租赁人通常需要按月支付租金，还要负责水电气等费用，一般不负责支付房产税。租房时，除了要支付第一个月的租金之外，一般还需要缴纳一个月的押金。有时候，人们还会选择和另外一两个人合租，这样可以分担费用。租赁人需要承担的责任如下：

- 按时支付租金和水电气等费用。
- 房屋出现损坏或者其他问题，需要通知房东。
- 不能制造太大的噪声。
- 保护房屋、保证清洁。
- 不得在房屋内从事非法活动。

租赁房屋的时候，一定要知道发生这些情况，你有可能被赶出租住的房子：不支付租金，损坏房屋或者让其他人损坏房屋，有违反社会公德的行为，比如制造噪声、与邻居或者房东恶语相向。

如果有足够的财力，那么买套房子当然是很好的了。要买房子，需要有稳定收入，并且达到一定标准，可以供得起这套房子。房屋所有者要负责抵押贷款、税费和物业维护的所有费用和开销。

选择辅助居住这种生活安置形式，可以在机构或者非营利性组织的辅助下实现独立生活。这种辅助服务让特殊需要成人更有可能实现自立。辅助服务可能包括社会服务、金融服务、家政服务、自理辅助以及情感支持。

集体居住，指的是几个成年人住在一起，由看护人24小时看护。这种安置形式能让障碍情况比较严重的成年人有自己的住处，同时还有全天候的辅助和照顾。

绝大部分孤独症和阿斯伯格综合征成人选择的是居家养老这种安置形式。根据美国的一项调查，阿斯伯格综合征成人中，有9%是跟爱人住在一起或者自己住，23%选择自己住、同时接受辅助服务，2%选择集体居住，66%是和父母住在一起（Geller & Cavanagh, 2005）。和父母住在一起，生活比较熟悉，跟社会也不脱节，还不用自己花钱。不过，父母会渐渐老去，这是这种安置形式的一大问题。

实际困难

> 我自己住公寓，就在我上的社区大学附近。我目前上两门课，分别是计算机编程和通信技术。我挺喜欢住在公寓里的，因为这样就有机会做我自己想做的事，还能经常和我的朋友约翰在一起。他和我住一栋楼，他住三楼。我们常常一起打游戏，有时候还去看电影。我的公寓挺小的，但是一个人住正好。有个社工每周来一次，查看我的情况。每次她来的时候，我们会练习做饭，还有结算我的支票簿什么的。她已经教会我怎么收拾公寓、洗衣服了，不过一般都是我妈妈过来把我要洗的衣服拿回家，再把洗干净的拿过来。我喜欢我自己的小天地，这个地儿简直棒极了！
>
> 达斯廷

详细解释

大多数的社会文化观念里，年轻人从父母家搬出来自己住，这是很自然的事，而且也应该如此。年轻人自己住，不是那么简单的，也挺花钱的。不过大部分人都能搞定，比如多做几份工作、学个挣钱多的专业，或者找几个人合住分摊费用。很多年轻人结婚以后，一起挣钱一起花，想要有套自己的房子，也是有可能做到的。但是，对于阿斯伯格综合征人士来说，想找一套合适的房子就不那么容易了。原因有很多，比如能买得起的房子比较少，找不到工作或者工作不理想。

很多社区里，能够买得起的房子都是短缺的。普通人可以跟人合住、分摊费用，也可以搬家，换一个比较便宜的地方。但是，残障人士想要找到合适的人一起合住，就难得多了。想要搬家，那就更难了，因为这需要离开自己的支持体系，也许还要开车，而这可能是障碍程度比较严重的人无法做到的。

收入水平不高，是另一个大问题，因为一般来说，阿斯伯格综合征人士大多都是没有充分就业的。没有充分就业，指的是虽然有工作，但是在工作报酬、工作时长或技术水平和工作经验方面都配不上他的工作能力。根据美国的一项调查，孤独症谱系障碍本科毕业生平均年薪为 19750 美元，而普通本科毕业生年薪为 49050 美元。对于只有高中文凭的阿斯伯格青少年或成人来说，这个数字就更让人泄气了。孤独症谱系障碍高中毕业生平均年薪为 1267 美元，而普通高中毕业生平均年薪为 25487 美元（Geller & Cavanagh, 2005）。

找不到工作也是一个大问题。在英国，整个谱系群体中有 6% 的人能找到全职工作，阿斯伯格群体中有 12% 的人能找到全职工作（Barnard et al. 2001）。在美国，这个数字也差不多。

给阿斯伯格青少年和成人提供的辅助服务资源也比较有限。就达斯廷的情况来说，他还是挺幸运的，他住的社区有针对阿斯伯格人士的辅助居住安置形式。他能自己住在一个小公寓里，同一栋楼还有其他像他一样的年轻人。公寓楼离社区大学、商店、饭店以及其他休闲场所也都很近，走着就可以到。他妈妈也一直关照他的生活，只是不再全权负责。现在他可以在接受辅助的情况下自己照顾自己。

解决方法

选择什么样的生活安置形式，是个特别个性化的问题，在很大程度上取决于个人的喜好、兴趣、能力和财力，还需要仔细研究自己所在社区提供的住房资源，判断什么样的安置形式最适合自己。

完成本书"个人日志"中"生活安置形式"部分的调查问卷，可以帮你选择适合自己的安置形式。之后就可以制定方案，尽量提高自己的独立能力。独立能力，指的是照顾自己和身边事物的能力。任何生活安置形式都可以实现独立，这取决于你打算如何生活。

不管是和家人一起住，还是集体住或者自己住，都要有能力完成下列任务：

- 用自己的收入或者补助来支付生活费用。
- 自己照顾自己，管好自己的东西。
- 能够清扫房间、收拾整理、照管财物。
- 不论是哪一种生活安置形式，都要注意自己的一言一行，自尊自爱、尊重他人。

寻求社区资源，请他们帮助自己寻找合适的房子。政府机构、学校、成年人组织以及非营利组织都可以成为你的资源。资源有限，所以家长最好尽早准备，在孩子十几岁的时候就开始寻找这些资源。有些时候，一些资源可能要排队好几年才能等到。

讨论主题：生活自理

生活自理，一般是指个体照顾自己身心健康、保持良好状态的能力，包括注意营养、定期健身、保持心理健康、关注医疗保健等。本书其他章节已经详细讨论了这些问题，因此本节将着重讨论个人卫生和仪容仪表方面的问题，因为这些问题关系着健康和自信。

个人卫生，指的是身体的卫生护理，也就是说要保持身体干净不脏。保证个人卫生，需要勤洗澡、洗头、护肤，做好指甲护理、口腔护理，还要使用抑菌除臭的产品。洗澡洗头有多勤，这取决于不同文化的要求。在有些文化观念里，觉得每天洗澡是必需的，而有些文化观念觉得每周洗一两次就够了。

大部分人都知道细菌可以通过接触传播，所以一般来说都觉得勤洗手是普遍的卫生习惯。手指甲里不能有灰，这在很多地方也是卫生要求的一项。痤疮和其他皮肤溃疡的原因虽然各不相同，但是共通的一点是：如果感染葡萄球菌，会使情况更加严重。葡萄球菌通过接触传播，所以从保持卫生、保证健康的角度来说，勤洗手、剪指甲是非常重要的。

在动物世界里，梳洗打扮指的是去掉皮毛、皮肤以及面部的污垢和寄生虫。对于人类社会来说，梳洗打扮指的是为了保证仪表整洁，每天经常要做的事情。什么是仪表整洁，不同的文化也有不同的要求。有些地方认为男人每天刮胡子就是仪表整洁，而有些地方觉得男人要想仪表整洁就不能刮胡子，只能修胡子。保持仪表整洁，包括修剪外露的毛发、胡子、指甲，整理妆容，管理身材，搭配合适的衣着、鞋子和饰品等。

融入社会可以带来很多好处，比如就业，得到保障和归属感，不过同时也有很多要求。在这个社会上生活，需要努力工作，为建设社会做出自己的贡献，遵纪守法，共建安全。除此之外，行为和外表都要尽量符合大众观念，不要格格不入。就算是因为自身的障碍很难融入社会，如果能够尽量靠近社会要求，也会受益良多。每个人都要观察自己所处社会的要求，才能判断外表哪些方面需要打理，才能符合整洁利索的标准。

实际困难

我一直都是外表平平、貌不惊人的那种人。我总是穿松紧腰的牛仔裤，上身是法兰绒大衬衫，这样最舒服了。我头发很短，因为这样比较好打理，而且我也从不化妆。上周我和姐姐约好了，在家附近的饭店吃饭。我们点了餐，等着上菜的时候，我去了趟洗手间。刚走到门口，有位女士从里面出来，她被我吓了一大跳。她很有礼貌地告诉我说："不好意思，先生，男士洗手间在那边。"我说："我是女的。"她又吓了一跳，然后向我道了歉。我猜她从声音听出来我是女的。这样的事以前也发生过好几次，所以我也没感觉有什么不高兴的。我只是觉得，我可能到哪儿都是格格不入的吧。

斯蒂芬妮

详细解释

保证个人卫生，对自身健康很重要，保持仪表整洁，对集体归属感很重要。什么是卫生，什么是整洁，都是由所在地的文化决定的。要想知道某种文化对于卫生和仪表的要求是什么样的，需要有能力观察自己周围的环境，明白人与人之间是相互关联的，愿意认同这个文化，认可某些约定俗成的关于外表的要求。

对于阿斯伯格青少年和成人来说，要遵守这些要求，可能很难，原因各不相同。他们中的很多人这一生大部分时间都在苦苦挣扎，想要融入社会，或者被这个文化所接纳，却始终未能如愿。让他们去欣然接受所处文化中关于仪表整洁的传统要求，实在是很难。有些人可能并不真正理解遵守这些要求的目的，也不理解这些要求跟自己有什么关系，或者这样做对自己有什么好处。有些人不知道怎么获得如何保持仪表整洁的建议，也不知道到哪里去找。还有些人没有这个财力，没法把自己收拾得利利索索的。也有一些人，感官系统比较敏感，影响了他们的卫生习惯和打扮风格。

比如前面提到的斯蒂芬妮的案例，她就是因为感官问题影响了自己的着装习惯。她只有穿着松紧腰的牛仔裤和法兰绒衬衫才觉得舒服。头发也留得很短，还不化妆，因为这些事是她压根就不想做的。她不是刻意要打扮成男人样的，她只是不像所在的文化氛围里其他女性那样打扮自己。看起来她好像还挺接纳自己的，但是她谈到这些的时候，那个语气让人觉得别人对她的态度更多的是排斥，而不是接纳。

解决方法

如何保持仪表整洁，是非常个性化的事情，而且与文化也有很大关系。因此，本节所列的指导原则，其重点在于观察、反思以及分析，而不是具体的规则。

- 仔细观察周围，看看自己所在的文化氛围里对于卫生习惯是不是有很高的要求。完成本书"个人日志"中"个人卫生和仪表整洁"部分的问卷，在这个过程中，观察、反思、总结。
- 如果你所在的文化氛围对于个人卫生和仪表整洁有很高的要求，那么不遵守这些，就会付出代价。如果不遵守这些，你觉得自己会损失什么？
- 仔细观察周围，看看你所在的文化氛围中衡量某个人是不是仪表整洁的标准是什么。
- 通过观察、反思和分析，现在你对自己的形象满意吗？或者有没有想在哪些方面作出一些改变的？
- 触觉敏感、嗅觉敏感、噪声敏感，会让人不想去剪头发，也不想擦乳液或者用化妆品。完成本书"个人日志"中"感官困难"部分的问卷。通过这个问卷，观察、反思和分析一下，有哪些感官敏感问题让自己很难打理自己、保持卫生。

讨论主题：家务安排

家务安排，指的是对于家庭事务的整体的组织、照料和管理。家务包括一系列的任务：挑选家具、摆放东西、收拾整理、清扫房间、洗熨衣服、修修补补，还有做饭。做家务，是为了让我们住得安全、干净、舒心。做家务，需要学习，还需要练习。学习如何选家具、买家具让你住得更舒服，如何安排家居环境，如何收纳各种东西方便取用，做清扫的时候按什么顺序才最干净，怎么洗衣服才能洗得干净又不伤衣服，如何做饭才能保证安全卫生、美味健康。练习做家务，既能提高组织条理能力，又能提高整体生活质量。

实际困难

在我们家，最大的困难就是按时参加活动、带齐所需东西。我花在找东西上的时间实在太多了。我是居家办公，我妻子是去办公室上班。因此，每天早上送两个孩子去上学，就是我的事。每天早上都得落点东西，不是鞋子少一只，就是牙刷不见了，要不就是孩子喜欢的玩具找不着了，书包、发带……有时候甚至衣服都能没了。至于袜子，就别提了，我从来就没找着过。每到还书的时候，简直就是噩梦，永远都找不到要还的书。实在太闹心了。

丹尼尔

详细解释

很多人小时候都觉得，父母让我们做家务、收拾东西，是一种惩罚。长大以后才明白这根本就不是惩罚，而是需要学习和练习的事情，只有学了、练了，才能让我们将来免受生活的惩罚。保持家里干净、舒适、有条有理，这对我们的健康幸福有好处。而且还能省钱，因为不用总是丢了东西再重买，也省时间，这样就能提高效率。

丹尼尔的案例中，每天都在重复同样的问题，不是因为他笨，而是因为他没有条理。没有条理，是很多阿斯伯格综合征人士的普遍特点。作为一位父亲，他很关心自己的孩子，希望孩子去上学，去融入社会。他觉得自己的问题是总也找不着东西，但其实真正的问题在于注意力。如果他能多花点精力去收拾家，让所有东西都各归各位，再教孩子们把东西放到固定地方，他们做好了就及时表扬，那他以后就不用再为此头疼了。最开始的时候，这么做需要付出很大努力，但是也很值得，比如可以有更多时间了，家庭关系也会更好。

解决方法

学做家务，要先学会观察周围，然后要学习、练习，就像其他能力一样。

- 搬进新家的时候，要花点时间看看，怎么安排空间才能实现空间利用最大化，还能住得舒心高兴。极有可能还要买各种家具，提供家具的精装修的房子除外。记住，东西越少，越容易安排、整理、清扫和打理。完成本书"个人日志"中"家居布置"部分的调查，看看你都需要什么家居用品来布置自己的家。
- 安排摆放家里各种东西的时候，要系统化，还要有规律，这样以后才好收拾。每样东西都有固定地方，这样用的时候好找，不会那么闹心，还能省钱省时间，提高效率。
- 清扫屋子和洗衣服的时候，如果程序安排得当，就可以延长家居陈设和衣物的使用寿命，也能省钱，还能提高生活质量。想要学习这些程序，有很多资源：家人、朋友、机构、网上专家、杂志文章，还有这方面的书。
- 做饭的意义不仅是吃到美味的食物，还能增加乐趣，让你的生活更有创意、更加快乐。想学厨艺，也有很多资源：家人、朋友、厨艺课程、网上专家、杂志文章，还有这方面的书。
- 想要向人学习，让人指导如何做家务，可能需要与人互动，这些人中大多数都属于"点头之交"的关系。为了与他们互动，可以先列一个单子或者写一个脚本，写上自己的观察和需求，之后再去找对方，这样交流就会更加顺畅，帮你收集到需要的信息，将来用在居家安排上。

讨论主题：财务管理

管理财务，需要学会管账花钱、处理银行业务，学会进行投资。在所有这些技能里，管账花钱应该是最重要也是最困难的了。如果管账花钱都做不好，那就不大可能有什么闲钱，用不着担心银行和投资的事了。管账花钱，首先是要会管钱，花钱有计划、借贷有头脑，还要会攒钱（Consumer Credit Conseling Service, 2003）。

不管年龄多大，不管收入水平如何，十几岁的孩子拿了一笔补助也好，做兼职挣了点工资也好，或者是成年人，接受救济也罢，领取高薪也罢，管账花钱都是很重要的。会管钱、管好钱，可以带来很多好处。

实际困难

我在一个非营利组织工作,所以薪水比在公共部门工作要少一些。我没打算换工作,但是我日子过得紧巴巴的。我们这一片儿房租很贵,但是我和一个同事合住,所以费用还不算太高。我从来没上过财务管理或者理财预算的课。25岁之前,没开过支票。那个时候真没什么钱,当然现在也没多少。我喜欢自己住,也希望能这样住下去,所以管钱这个事对我来说就非常重要。我没有外债,也没有信用卡。我买东西都是尽量用现金。我管钱,基本就是不花钱。我一般都在家吃,有时候会带午餐去上班。我每次离开房间都会关灯,洗衣机和洗碗机满了才开机用一次。我不泡澡,只淋浴。不得不买东西的时候,就去折扣店,还用优惠券。我吃米饭和比萨吃得很多,因为便宜。我买水果蔬菜也很注意,从不买多,免得吃不了放坏了。我的钱倒是够花,但是这么活着也挺累的。

玛吉

详细解释

管钱,绝不仅仅就是不花钱而已。我们工作,就是为了好好生活并享受努力工作带来的好处。玛吉的案例中,她倒是学会了尽量少花钱,但是这样拮据的生活可能并不必要,而且很累。她需要的是一个支出计划。列支出计划,就是为了有计划地花钱。

解决方法

看看自己的收入,再决定怎么花,支出计划就是这么制定出来的。

- 理财顾问一般都会建议先在自己的储蓄账户上存一小笔钱,以备不时之需。因为有些突发状况常常会让人们在冲动之下借贷。一旦信用卡上欠了钱,就会非常限制你的财务自由。

- 想一想，哪些花费对你来说是最重要的。以玛吉为例，她会觉得租公寓的花费最重要。完成本书"个人日志"中"个人支出计划"部分的问卷，可以帮助你制定自己的计划。
- 如果需要找人帮你制定计划或者管钱，最好是联系免费的消费信贷咨询服务。一般来说，电话、网络都可以联系到这样的人，面谈也可以。联系之前最好找个你信任的人，帮你列单子或者写脚本，概括一下你的需求，之后再去联系。

5

教育、培训、就业

本章将讨论就业所需要的沟通技能，具体包括职业评估和入职评估；大专院校、职业学校、学徒模式三种教育安置形式；如何找到工作；怎么保住饭碗等。针对每个主题给出明确定义，并且说明讨论这个主题的目的。之后，通过具体案例来说明阿斯伯格青少年和成人在教育、培训和就业方面遇到的特殊困难，每个案例后面都会解释原因。最后，分步骤列出简单易行、比较实用的解决方法。

∥ 讨论主题：职业评估、入职评估

做有意义的工作，实在太重要了，这一点是不能靠运气的。要想达到这一目标，制订周详计划、做好教育规划十分必要。职业评估和入职评估这两项工具可以帮助我们做好计划和规划。

职业评估，指的是收集被评估人的个人信息，目的是判断其个人兴趣和性格特质是否适合某种职业或者专业。专业通常是指需要特殊培训，一般会从事终生的职业。特殊培训需要投入大量时间，而且也很花钱。因此，通过职业评估来为自己规划人生方向还是很有帮助的。

职业评估一般需要用到自我评估、测试和勾选清单。大部分评估工具都是依据被评估人的自我报告。为了让评估结果效度更高、帮助更大，被评估人一定要诚实准确地进行报告。自我评估工具一般要求被评估人就个人兴趣爱好回答各种各样的问题。如果被评估人有阅读困难，可以让别人帮忙把这些问题念出来，并且记下被评估人的回答。当然，如果评估的目的是测试阅读能力，那就不能这样做了。职业评估可以由用人单位、政府机构、大专院校来做，也可以由私人企业来做。

入职评估，也是收集被评估人的个人信息，不过目的是判断被评估人对这个行业是否感兴趣、将来是否能做这一行。入职评估可能包括直接观察，还可能从老师等认识被评估人的人那里了解他们的过去，还有试工、调查、勾选清单、测试以及做工作样品等形式。入职评估主要收集下列几个方面的信息：

- 职业敏感度。
- 个人兴趣。
- 资质水平。
- 特殊需要：是否需要特殊照顾。
- 学习风格。
- 工作习惯和行为习惯。
- 个人能力和社交能力。
- 工作观念和工作态度。
- 自我评价。
- 工作宽容度。

通过这样的评估，被评估人会更加了解自己，也更加了解自己的能力。对于很多人来说，进行入职评估还会提高他们对这份工作的兴趣，带来其他有意思的变化。有些人会更愿意讨论自己的行业或者职业规划。细致的职业教育规划，可能会让人对这个职业发生兴趣，对学校作业更感兴趣，对自己更有信心，更加自尊、自爱（Vocational Assessment, 1990）。

1990年，美国国家残障儿童和青少年信息中心明确了对残障学生进行入职评估的好处：

> 学生积极参与评估过程，是一个重要因素，可以让他们看到自己所学的东西是如何与将来工作的大千世界联系起来的，也会激励他们更加努力地学习。另外，在评估过程中，学生和家长都有机会获取不同职业的信息。还可以了解各种各样的工作，尝试不同的工作身份，开发自己的兴趣。通过评估结果，自己能力和表现的很多方面，也可以得到外界的反馈。所有这些都可以拓宽学生的视野，让他们更多地了解职场、了解自己，发现什么样的职业可能适合自己，什么样的不适合自己。

这些好处对所有人来说都是非常重要的。做这样的评估，有助于发现最适合自己的职业——什么时候去做都不晚。天宝·格兰丁博士（Grandin & Barron, 2005）曾经说过：

> 我发现，高功能孤独症或者阿斯伯格综合征人士中，生活适应比较好的，都是工作比较满意的人……相反，我见过的谱系中生活得不太开心的人，就业能力都比较一般，或者也没有什么能跟别人聊的兴趣爱好。成年人生活中有大部分时间是花在工作上的，因此，工作比较满意的人一般都过得比较快乐，碰到什么状况，应变能力也会比较好，这也是很自然的。

实际困难

> 我的入职评估显示我有自己的强项，也有自己的弱项，强的很强，弱的很弱。这个评估结果和我现在的工作还挺配。我的强项在数字方面。只要是我见过的人，电话号码、生日、车牌号我都能记住。我还特别喜欢跟数字有关的活动。整个高中时期，我的工作经历就是在公共图书馆摆书上架。我超爱这份工作，而且做得也挺不错。我还喜欢把东西分类整理、摆放整齐，所以我妈妈告诉我，我能在图书馆工作

特别好。我的弱项是我精力不太够用，身体有点弱，还有就是有人靠近我的时候，我比较紧张。我明年就要高中毕业了，正处在转衔过渡阶段。我确实很想继续留在图书馆工作。那里的工作人员对我也很了解了，一切都挺顺利的。我觉得这份工作对我很合适。

马克斯

补充说明：马克斯有孤独症，他在就读的高中报名参加了一个生活技能社区工作项目。两年前，他开始在本地一家公共图书馆工作，每周工作4个小时。两年间，工作时长从每周4小时增加到每周15小时。他负责整理图书，摆放上架，还有其他一些整理工作。现在正在学怎么清扫，怎么使用手推式清扫车。他工作起来总是一丝不苟，很让人放心，就是速度有点慢。这家图书馆没有基金资助，所以在他高中毕业以后就不能再聘用他了，不过他们还是想尽量安排他毕业以后也能每周工作12个小时。

详细解释

职业评估和入职评估可以帮助人们找到最适合自己的行业或者职业。就马克斯的案例而言，家长和老师很难找到适合他的就业安置形式，因为他的兴趣实在太狭窄了。不过做了入职评估之后，就很容易看出他在数字顺序和机械记忆方面是有一些能力的。这个评估结果帮马克斯匹配到了适合他的工作。经过入职评估，加上之前的工作经验，马克斯对工作的兴趣也提高了。他想工作，而且也很有希望能保住这份工作。评估还有一个好处，那就是把个别化教育计划（英文全称 Individual Education Program，简称 IEP）团队的所有人和评估专家都聚到一起，讨论个案的未来规划。

解决方法

职业评估和入职评估常常是面向在公立学校就读的学生的，不过阿斯伯格年轻人当中，在公立学校就读的毕竟只是少数。对于那些不在学校的人，想要做评估可能有点难，但是也非常重要。

1. 就像之前提到的如何做出改变一样，首先是要观察、反思、分析，然后再评估自己目前的状况。针对自己的就业现状，可以想想下面这些问题：
   - 你想工作吗？
   - 你找工作有困难吗？
   - 你对目前的工作满意吗？
   - 你工作挣的钱够花吗？
   - 你想做点别的工作吗？
   - 职业评估或者入职评估对你有好处吗？
2. 职业评估和入职评估可以通过服务残障人士的政府机构以及职业介绍所、大专院校和非营利组织来进行。这些资源在网上都可以找到，标题就是职业评估和入职评估这样的字眼。
3. 第一次和这些资源联系之前，先列出自己要问的问题，或者写个脚本，可能会有帮助。就像找其他东西一样，向亲朋好友求助，也是很管用的。有些时候，要把那么多的信息分门别类整理好，也是挺费神耗时的。

讨论主题：大专院校、职业学校、学徒模式

大专院校、职业学校以及学徒模式这三种教育安置形式可以让人们学习知识技能，提高个人素养，这些都是进入职场所必需的。选择哪种形式，很大程度上取决于个人的兴趣、能力以及经济状况。

大专院校给学生提供了各种各样的机会。很多大学都有人文教育，目的是对学生进行通识教育，提高其知识水平，还有一些大学的教学重点在于应用学科，会把绝大部分时间花在培养某些专业技能上面。也有些大学既有人文学科，又有应用学科，二者均衡发展。有很多专业性比较强的职业，

都需要大学文凭，还要做好进一步深造①的准备。

职业学校一般都提供实习实训，还有很多学徒岗位，注重培养某一行业所需的具体技能。有些专业需要执业资格，有些不需要。职业学校设置的专业培训也很广泛，从管道修理到牙医助理都有。一般来说，职业学校的学费比大专院校要低一些，学习专业课程需要花的时间也少一些。

学徒模式，主要是为那些想要学习职业技能、取得上岗资格的人，提供岗位培训。这种模式需要找到愿意为新手提供指导的行业资深前辈。

实际困难

如果让我用一个词总结目前为止上大学的感受，那就是"闹心"。虽然我有障碍，但是我并不觉得自己完成不了课业，相反，我觉得自己学得相当不错。我这么说，是因为我觉得除了课业之外，一直有些压力挥之不去，这其中的原因连我自己都搞不明白，有些困难我也说不清楚。我总是很焦虑，微不足道的事情，我也能觉得重如千钧。

因此，来到大学学习，自然而然就成了我人生中最为艰难的考验。我以前一直都挺宅的，几乎从来没有离开过家。在大学里住单人寝室，对于这个变化我并没有做好充分准备。周围都是生面孔，没有家的熟悉感。于是，我选择了逃避。我没有适应新环境，反倒越来越退缩，淹没在恐惧、焦虑和疑惑中，无法自拔。

睡眠，确切地说是失眠，也是一个问题。大多数时候，我晚上都睡不着觉，一直到凌晨三四点钟才能睡着。只有疲惫得快要受不了的时候，才有可能休息一下。每天早上7点，我都强迫自己醒来（有时候是8点，或者宽容一点，9点，主要看我当时状态有多差），然后靠着学校餐厅的咖啡才能让自己清醒一点。

我神经衰弱得不得了，都没法集中精力学习。焦虑让我脑子都不转了，常常是到了上课之前几个小时，甚至是几分钟的时候，我才会

---

① 译注：原文是专业学校（professional school），在国外指法学院、医学院等研究生院。

因为害怕考试不及格强迫自己动动脑子，最后才能行动起来。

我去了学校的心理咨询中心，他们告诉我说，我这种生活方式太不健康了，这样下去早晚会拖累我的成绩，要么就改善，要么就得退学。不幸的是，改善是不可能的。这些问题不是那么容易就能解决的。我的习惯越来越差，不过我这一年成绩倒是保持得很不错。对我来说，在学校里碰到的问题不是学业上的，而是我在这里待得不舒服。毫无疑问，来到大学以后，我做事的信心受到了极大的打击。我的成绩还是可以的，但是，我觉得自己做事差到连我自己都无法容忍了。

我想说我在学校得到的资源是很不错的，我对学校员工和他们给我的照顾没有任何不满。我在学校的困难几乎全都是来自我自身的压力，因此，要想解决这些问题，也得从我自身开始。我们学校氛围真的非常友好，差不多是我能想象到的最友好的校园氛围了。我也想不出来什么说得过去的原因能让我过得这么挣扎的。

以我目前的状态来说，我只能每个周末都回家一趟，才能让自己的心平静下来，充好电，再回来面对新的一周。报考大学的时候，我就猜到了自己可能时不时地需要喘息，所以特意选的离家一小时车程以内的学校。每周一早上是我状态最好的时候。刚从家充电回来，注意力比较集中，学习和做事效率也比其他任何时候都要高。快到周五的时候，我就到极限了，常常觉得没办法长时间思考。就这样一周一周地过着，这个过程真是特别地耗费精力。要不是偶尔还能看到一丝丝希望，我可能早就念不下去了。

我现在比以前有进步了。尽管那些问题依然存在，但是我觉得自己在慢慢进步，越来越能保持冷静了。焦虑可能会影响我对未来的信心，所以我不能让焦虑完全击垮自己的意志，我一直都在努力做到这一点。在学校里我坚持参加活动。如果我能在某项活动中站稳脚跟，就不会那么容易陷入自我怀疑。目前为止，我参演了两次学校的戏剧作品，还入选了英才计划，现在在给校报和校刊写文章。

目前在学校里所做的这些事情，会让我将来走向何方，我还不大清楚。我不想放弃学业，也不想放弃自己的梦想。但是，这两样都这么难坚持，真让我觉得挺痛苦的。目前，我的策略还是没变。只要早上能起床，这一天就能熬过去。

史蒂文

详细解释

考上大专院校、职业学校，甚至加入学徒项目，可能都不是最难的。最难的，其实是坚持下去，完成学业或者项目。

对于史蒂文来说，适应大学生活是很难的。他说自己是个宅男，尽管他自己住在单人寝室，但是那并不是家，这让他非常紧张。他本来就容易焦虑，加上睡眠不好，焦虑就越发严重。焦虑越重，处理问题的能力就越差，能力越差，就越焦虑——这就形成了恶性循环。他知道离家上学可能压力比较大，所以选了离家只有一个小时车程的大学。他发现每个周末回一趟家能让他充充电，再回来的时候感觉会好些。他做得还比较成功，但是也希望不这么艰难就好了。

解决方法

做好计划，一定要做好计划！不管选择了什么样的教育安置形式，解决之道都是要做好计划。

1. 不管是哪种继续教育形式，在去了解情况之前，都应该先花时间想想自己需要什么。想象一下自己离开家一个人住，会是什么样子？你觉得自己能离开家去学校住吗？还是选个离家近的比较好？如果离家住的话，你觉得自己想一个人住，还是和人合住？不管是住在家里，还是住在学校，上大学以后课没那么多、也没那么频繁了，你觉得自己可以适应吗？你觉得自己一入学就需要辅助支持资源吗？你知道如何寻求帮助吗？你知道如何告诉别人你的障碍状况吗？你有感官问题吗？你的感官问题够申请特殊照顾的标准吗？你有学习障碍吗？你的学习障碍够申请特殊照顾的标准吗？完成本书"个人日志"中"继续教育计划"部分的问卷，可以帮助你厘清思路。

2. 把自己想要了解的学校或者机构列个清单。提前跟学校负责残障事务的工作人员约一下，去学校的时候见个面。一定要知道你需要给学校提供哪些资料，才能申请残障人士服务资源。即使申请到了这些服务但是没用上，也总比出现问题再临时申请要容易一些。

3. 把自己的思考和从学校获得的信息综合起来，再作决定。一定要保证你所需要的那些特殊照顾校方都表示认可，并且能保证在你入学的时候就安排到位。这些特殊照顾可能包括：
   - 单人寝室。
   - 住宿方面的指导老师。
   - 学校心理咨询中心或者残障人士服务中心可以提供互助活动的机会。
   - 应急预案。
   - 单独辅导。
   - 写作辅导。
   - 能以合适的教学方法为阿斯伯格综合征人士提供帮助的在职教师。
   - 如有需要，在课堂教学方面作出如下安排：考试延时、老师适当多点照顾、教室环境结构化。

4. 与学校负责残障事务的工作人员保持定期联系。认识其他有类似需要的学生，一起互相支持，抱团取暖。自己慢慢取得进步之后，尽量帮助新来的学生。当你发现帮助别人也能帮到自己，会觉得很有成就感。

5. 参加自己感兴趣的事情或者校园活动。参与自己喜欢的活动会让你精神愉快，帮你消愁解闷。

讨论主题：求职就业

就业，指的是做一份工作，能挣到钱买生活所需的东西。就业还能让人生活得有意义、有目的、有成就感。

为了工作有保障，人们必须掌握相关知识、技能或者素养，这些知识、技能或者素养是别人想要或者需要且愿意为此支付钱财的东西。知识、技能、素养可以通过多种途径去学习和发展。有些人选择上大学，有些人选择某种行业，有些人选择上职业学校，有些人选择做学徒，还有些人选择从没有什么技术含量的入门工作干起，一点一点积累。

想要得到聘用，必须能让未来的雇主或者用人单位看到你有一定的知识、技能或者素养。要做到这些，也有很多不同的途径。想要从事专业性比较强的职业，一般来说，需要有大学文凭、专业证书或者执业资质，还要有对你工作能力比较了解的人的推荐，这些才能充分证明你的职业素养。而技术性岗位，或者不需要什么技术的岗位，只要你有过工作经历，再加上有人推荐，就能给用人单位留下这样的印象：你具备了相关的技术和能力。如果既没有工作经验，也没有拿得出手的技术，要进入职场，可能就比较困难了。

实际困难

> 我是个画家，我的作品相当不错。我是自由职业者，因为我觉得这种工作形式最适合我。我可以自己安排工作日程，这种自由我很喜欢，尽管这样也不是没出过问题。最开始的几年，旱涝不均，不是忙得要命，就是闲得要死。如果有活儿可干，我会干得很好，也能赚得很多，但是不是总有活儿。我好像总是过不了面试那一关。我有阿斯伯格综合征。我实在难以理解非语言提示，表现总是呆呆的，和别人对视让我觉得很痛苦，我总是很闷很无趣，面试总是表现不好。后来我搞明白了，我要让人买账的是我的技能，不是我的性格，情况才好转起来。

贾尼丝

补充说明：贾尼丝是一个非常有才华的画家。她选择做自由职业者，是因为她想过一种自由自在的生活，这种工作形式可以让她更加自由。但是，它的一大缺点就是不稳定。接不到活儿的时候，就得去找下家。最开始的时候，她还是遵循那种传统的求职加面试的模式，后来才发现，她需要推销的是自己的技能，而不是性格。懂技术的朋友帮忙把她的作品做了一个电子合辑，做得特别棒，让她的优势变得特别明显，弱势几乎看不出来。在作品集里，她还放了一个自我介绍，坦白了自己有阿斯伯格综合征这个情况，做得简直就像一个小动画片一样。她就这样通过自己的方式，让未来的雇主"站在孤独症人士的角度来思考"（Betts & Patrick, 2006）。她的做法反响很好。

详细解释

残障人士就业率比普通人低得多，全世界所有国家都是如此。他们在找工作的时候处于劣势，很难找到全职工作——但也不是没有可能。对于很多像贾尼丝一样的人来说，他们需要的是跳出圈子来看问题，换句话说，就是要用非传统的方式来解决问题。

贾尼丝刚成年的时候，就知道自己做不到在传统环境下工作，那种承包性质的工作更适合她。她把自己在艺术方面的才华变成了卖得出去的商品。她花了相当长的时间才认识到，对待自己未来的客户，也要采取一种非传统的方式。她通过用让客户看自己的电子作品集和向其介绍自己残障状况这种方式拿到了更多的合同。

解决方法

就业市场是有限的，想要找到工作，就要做好规划。需要有点创意，跳出思维定式。

1. 想想自己的兴趣是什么，有什么才华。入职评估和职业评估可以帮你发现自己的兴趣和才华所在。

2. 选择合适的途径，结合自己的优势和兴趣，学习新知识、新技能，提高自己的能力素养。如果不方便去的话，可以自学或者学习线上课程。
3. 结合自己的知识和技能，看看自己有什么产品或者服务可以提供给别人的。
4. 想想有什么途径能宣传推销自己的知识和技能。可以自己创业，也可以为别人打工。如果想要在传统环境中工作，就要对自己的知识和技能有清楚的认识，这样可以提高自己求职的成功率。
5. 如果你觉得非传统的就业环境对你更有吸引力，那就要考察一下，看看有没有通过互联网或者邮寄渠道可以提供的服务或者产品。

讨论主题：保住工作

保住工作，指的是在自己想要的岗位上一直工作下去。这样可以带来很多好处，比如资历会越来越深，升职加薪的机会也会更多，对工作、环境和同事都越来越熟悉，经济方面更有保障，而且还不用再去找工作。

想要保住工作，仅仅具备承担这份工作所需的具体技能，是远远不够的，还需要看其他方面诸如工作习惯、价值观、人际交往能力、道德感和工作效率如何。行业不同、群体不同，具体的规则要求也不尽相同，不过有些要求对于绝大部分场合来说还是普遍适用的。

老板或者用人单位都希望自己的员工有良好的工作习惯。工作习惯，指的是工作时候的表现。最为重要的工作习惯包括守时、不缺勤，不讲粗话脏话，还有注重细节、行为端正、工作专注。工作习惯不好，包括做事拖拉、缺勤旷工、莽撞或者说话很冲、工作效率不高、人际交往能力较差。工作表现不好，可能会被解雇。

价值观，指的是人们比较推崇的态度、观念和习俗。这些态度、观点和习俗是人们作判断、作决定的基础。虽然我们常常觉得价值观是个人的私事，但是必须指出的是，在职场也是有价值观的。职场价值观可能包括：

老板希望看到大家工作有新意、很自觉，员工在意从事的工作有成就感、体面、人际关系简单，愿意努力提升工作氛围，愿意接受监督等。每个用人单位都有自己的价值观，人们根据这些价值观做出决定，包括聘用员工和解聘员工。

只要有人在一起，就可能会有价值观的冲突。作为老板，对于员工在这方面的差异应该有一定的接纳意识。但是如果因为价值观不同，总是出现矛盾冲突，那就可能会造成人际关系恶化，最终导致被辞退。为了保住工作，了解所在单位的价值观，尽量遵守这些价值观，这是很重要的。

职场中的人际交往能力，指的是和上司、同侪、下属打交道的能力。在工作中，一般都是要求员工对自己的上司要保持服从态度，对同侪要友好、互相合作，对下属要多帮助，态度要公平、温和、坚定。

道德感，指的是人们对待是与非的观念和态度。道德表现，指的是人们基于自己的信念所表现出的行为方式。道德感中，既有个人道德感，又有集体道德感。职场道德感包括如何理解诚实、公平、公正、互助的定义，如何看待别人的价值，如何看待工作的价值等。

工作效率可以衡量员工的工作表现和工作结果。工作表现和结果在所在行业中，是处于平均水平还是好于平均水平，是不是总能达到行业公认的要求。在某些工作环境中，工作效率指的是生产产品的具体数量，还有的是指销售额，也有的是指工作创意和水平。在不同的行业，工作效率的含义大不相同。人们被解雇，常见的原因就是工作效率低下，所以应该尽早了解对工作效率的具体要求，并且在工作中不断明确。

实际困难

我是三个月前开始做这份工作的。我刚刚拿到自己的第一份员工评估报告，结果不怎么好。在这家公司，评估结果至少得是比较不错，才有可能被继续留用。我真的很需要这份工作，因为我基本已经没有什么退路了。评估报告上说我团队意识不够，仪表不太整洁。我从来没跟团队一起工作过，一般都是自己一个人做事。和别人一起做事，我觉得是在拖我后腿。至于说到仪表问题，我觉得自己看起来还可以啊。做这份工作之前，我有半年都没工作，所以没有钱置办新衣服。就目前的条件来说，我已经尽最大努力注意仪表整洁了。而且，怎么打扮，也是我的自我表达方式。

泰勒

详细解释

很多阿斯伯格综合征人士都没有工作，或者即便有工作，也没有达到自己的期望值。这就意味着他们处于失业状态，或者从事的工作没有充分发挥他们的能力，也意味着他们工作时长没有普通人长，或者薪酬比普通人低。当然了，出现这种现象，各有各的原因，但是整体来讲，与工作习惯、人际交往能力或者工作效率都是有关系的。

前面曾经提到过，阿斯伯格人士一般都很诚实，喜欢坚持规则或者保持规律一成不变。诚实正直、坚持原则可能是很好的工作习惯；但是，并不是所有的工作场所都需要恪守自己道德观、不肯变通的人，这样一来问题就复杂了。遇到问题时，恪守道德观的人可能就会坚持上报，但是其他人并不希望他这么做，那么这样的人就成了"吹哨子的人"，就可能会被看作是惹麻烦的人。

对工作任务不能集中注意力，缺乏条理组织能力，再加上感官问题，都可能会影响工作效率，但这些表现在老板看来可能就是工作习惯不好，而不是个人的障碍造成的。他们对这些不了解、不理解，可能就会解雇这样的员工。为了避免在上述这些方面产生误解，最为有效的也是唯一的策略就是让老板或者用人单位了解这方面的信息。作为残障人士，坦陈自己的状况，非常有利于争取老板或者用人单位的理解和支持，这样的话，出现问题的时候，就不容易丢工作。

解决方法

采取主动，这一点很重要。采取主动可能包括向老板或者用人单位坦陈自己的残障状况，同时申请某些特殊照顾，这样你就更有可能适应这份工作、提高工作效率，只要他们认为你提出的申请是合情合理的就可以。当然了，这还要取决于你做的是什么行业，在什么地方工作。

你希望自己的老板学着"站在孤独症人士的角度来思考"（Betts & Patrick, 2006），这就意味着你希望他能够从你的角度看世界。如果他能做到这一点的话，那么就会少很多误解，即便真有一些误解，也会很快消除。

与工作有关的特殊照顾包括：

- 专门为你履行工作职责提供的辅助技术（英文全称assistive technology，简称AT）。一般来说，花费不高，但是收益很大。想要了解阿斯伯格综合征人士如何使用辅助技术的内容，请阅读本书第6章"适应性手段"。
- 工作教练或者工作指导员。你有问题要问或者有什么事情要讨论，就可以去找他，而不用担心被打击报复。这样的人，可以在沟通交流和人际交往方面提供不一样的视角，给你指引方向、鼓励你前进。
- 一旦与同事产生矛盾冲突，需要有应对的预案。
- 设计一套预警信号，可以用来提示上司、教练或者同事，你需要缓一缓。
- 制定一套整体的特需方案，如有必要，及时修订。

6 适应性手段

本章将对本书中提到的适应性手段进行详细的介绍。具体的适应性手段包括辅助技术、直接教学法、有效倾听、眼神关照、补救策略、开列清单、随时记录、角色扮演、脚本演练、自我评估、自我决定[①]和自我坦白。

辅助技术

辅助技术是一个总称,指的是能够让残障人士在个人自理、日常生活、社会性、条理性、教育、工作等方面更加独立、高效和成功的各种工具。

辅助技术分为三个类别:不需要什么技术就能使用的、中等技术含量的和高技术含量的。不需要什么技术就能使用的工具,一般都比较容易上手,价钱又不贵,很容易买到,而且不需要什么专业培训。中等技术含量的工具,稍微复杂一点,一般都需要电池供电。高技术含量的工具,一般都比较贵,而且常常需要进行专门培训才能使用。

适合阿斯伯格综合征人士的、不需要什么技术就能使用的工具包括:

- 便利贴,还有可反复使用的荧光贴,可以用来标记一段文字中的重点词或者重点部分。

---

① 译注:自我决定(self-determination),又译为"自主自觉"。

- 握笔器，对精细动作有问题、写字困难的人会有帮助。
- 方格纸或者带格子的垫板，做算术题的时候可以帮着对齐数字。
- 有文字、符号或者代表常用信息的图画的沟通书，可以帮助你在不熟悉的场合或者感到紧张的时候，进行语言或者非语言沟通。
- 计时器，可以用来提示某项活动需要花多长时间，有助于在活动中间把握节奏。
- 座椅垫或者精心挑选的椅子，可以帮助你保持某种姿势，让胳膊和手活动起来更加方便自如，还可以让人平静下来，提升注意力。
- 量身定做的感官套装，包括能让人舒缓情绪的东西，比如粗橡皮筋、尼龙搭扣、压力球、柠檬硬糖、护手霜（有香味的或者没有香味的）、橡皮泥、口香糖、耳塞或耳机。

适合阿斯伯格综合征人士的、中等技术含量的工具包括：

- 录音机，可以录下信息，之后在不那么紧张的时候回放。
- 听觉训练仪，可以帮助那些难以过滤背景声音的人专注听自己想听的声音。在这种情况下，听觉训练仪不是为了放大声音，而是为了过滤杂音。
- 电子记事本，可以帮助那些难以记住自己日程安排和作业任务的人。
- 便携词典也很有用，可以发音的词典对那些有阅读困难或者拼写困难的人更有帮助。

适合阿斯伯格综合征人士的、高技术含量的工具包括：

- 各种尺寸和配置的特殊键盘。举个例子，有那种按键特别大或者特别小的键盘，可以满足有运动障碍的人的使用需求。还有更为特制的键盘，在上面可以编写程序。
- 电子白板，可以用来存储和打印写在普通白板上的东西，帮助那些抄不来黑板笔记的学生。
- 把文本转换成语音的软件，可以让电脑把电子文本读出来，这对有阅读困难或者视觉困难的人非常有帮助。

- 文字有声处理软件，可以把键入的文字读出来，反馈给打字人，这样修改拼读错误和语法错误就简单多了。
- 语音识别软件，可以把你通过麦克风录入到电脑里的语音转成文本，在电脑屏幕上显示出来。使用这种类型的软件，需要进行大量的培训。
- 思维导图[①]，可以让老师和学生一起进行头脑风暴，梳理自己的想法并以电子方式储存起来，之后还可以查看这些信息，有大纲形式，也有详解形式。这种工具以视觉化的方式呈现信息，对于我们梳理思路非常有帮助，在工作中也能用上。
- 电子数学模板可以帮助那些有书写困难的人，这种软件可以把数字对齐，这样就可以在电脑上做乘法和长除法这样的计算。

直接教学法

直接教学法，是一种教学方法，强调教学方法要精心设计、仔细完善，主要用于帮助学生学习比较小的知识点，完成概念明确、要求清楚的学习任务。这种教学方法以教师为主导，已经证实对障碍儿童、青少年以及成人都比较有效。

教师主导的教学方法已经证实比没有主导或者主导很少的教学方法更加有效，无论教学对象是谁，尽管后两种更为流行（Kirschner, Sweller & Clark, 2006）。只有学生在该学习领域已经有了足够的先备知识，足以让他们在几乎没有教师指导的情况下也能靠内在驱动指导自己学习，这种教师主导的教学方法才会失去优势。由于障碍情况经常会影响学生学习，所以直接教学法或者教师主导的教学方法对于学习过程来说更为重要。

有效倾听

对于很多人来说，学会倾听都不是一件容易的事；对于阿斯伯格青少

---

① 译注：英文原文是 graphic organizers，类似思维导图。

年和成人来说，尤其困难。不过，好在怎么倾听别人还是有具体技能可以学习的。

学会倾听，需要把自己的全部注意力集中在说话人的身上。有效倾听，就是要用全身心去听（Bolton, 1979）。

有效地集中注意力，就是要协调身体动作、眼神交流和体态姿势，既要专注，又要放松，在两者之间达到一个平衡状态。全神贯注的神态，可以传递给对方这样的信息："你说的话很重要，我是全心全意地想要理解你说的话。"可以通过下列体态姿势来表示自己是在用心倾听：

- 向说话人的方向稍微前倾。
- 正面朝向对方。
- 不要抱着胳膊，也不要跷二郎腿，保持开放的体势。
- 注意保持距离。
- 通过点头或者面部表情向对方表示反馈。

有效倾听，还要求我们必须注意到说话人的非语言信息。如果我们注意说话人的身体语言，就能深入了解他的感受以及这种感受有多强烈。仔细留意别人的身体语言以及副语言提示，就能体察到对方想要表达什么。

有效倾听，需要注意对方的语言表达和情感表达。为了理解某个信息的完整意思，我们不仅要理解它承载的内容，还要理解它包含的情感。我们常常觉得，某个信息里的情感部分要比内容部分难理解多了，尤其是感到紧张的时候。对于阿斯伯格综合征人士来说，这个问题更为复杂，因为他们无法准确地解读话语信息中包含的情感。如果你也属于这种情况，那么接下来对于如何有效倾听的讲解对你的帮助就会很大。

有效倾听，还需要边听边思考。边听边思考或者边反应，指的是用自己的话去复述对方表达出来的情感或者内容。把自己的理解反馈给对方，其实是让他感觉到被倾听、被尊重，是在证明他是有价值的。同时，也给了对方一个反馈的机会，看看我们的理解是否准确，这样才能使整个沟通更加有效。

想要保证有效倾听，还需要我们避免语言和非语言的沟通障碍。语言沟通障碍包括：通过反问、批评、指责和羞辱来攻击对方；以"你怎样怎样"开头，对对方进行训导、说教、建议和评判；通过要求、威胁、命令和指挥来显示自己的权威；其他语言沟通障碍，比如喊叫、骂人和一言不发等。

非语言沟通障碍包括眼神闪烁不定或者眼睛滴溜溜乱转，动作过慢或者过快，抱着胳膊或者跷二郎腿，情绪激动地张牙舞爪，无精打采或者弯腰驼背，仪表不整，说话的时候乱涂乱画，死盯着别人或者完全没有眼神交流，手里拿着东西没完没了地摆弄。对于阿斯伯格综合征人士来说，有些非语言沟通障碍是没法避免的，比如没有眼神交流，手里拿着东西没完没了地摆弄。如果眼神交流有困难，那就练习眼神关照，也许可以代替眼神交流。

眼神关照

眼神关照是眼神交流的一种改良形式，就是先往旁边打量一下，或者先把眼神从对方的脸上掠过，然后等一会儿，看一下对方的脸，对一下眼神，之后再移开。眼神交流是直视对方的眼睛，这对阿斯伯格人士非常困难，会让他们非常焦虑。因此，眼神关照可能还比较好接受。

眼神交流是在向对方表达一种情感，就是你看见他、认可他、关注他，归根结底，你认为他很重要。如果社交互动中没有眼神交流，那么需要眼神交流的人就会觉得你不重视他或者忽略了他。如果他的眼神没有得到你的回应，那么他的社会性需求就不会得到满足。可是，这里的困境在于，对你来说，眼神交流很痛苦。那么，眼神关照就是退而求其次的办法，既满足了沟通对象的需求，对他表示认可，但同时又不会让阿斯伯格综合征人士觉得太有压力。

补救策略

补救策略指的是可以用来修复或者纠正误解的手段或者策略。想要用

"补救"达到理想的效果,第一步就是使用非语言观察技能去发现沟通问题。这对很多阿斯伯格青少年和成人都是非常困难的,对于他们来说,最突出的生活体验就是不能发现和解读面部表情这种非语言沟通信息。

想要发现沟通问题,最好的办法就是一边说话一边注意观察对方的面部表情和身体语言。观察对方的面部表情,是为了便于发现他是否有不明白的地方,需要看着对方的眼睛。但是如果你觉得这样做让你太不舒服,就可以利用眼神关照这个办法,时不时地去关注一下对方是不是听得懂。如果对方表现有点困惑、迷糊,或者脸上有疑惑的表情,那就最好问一下出什么问题了,或者有什么想问的没有。这样一来,如果有沟通问题,就能尽早发现。即便没有沟通问题,也能表现出你作为说话的一方,很在意对方。一般来说,关心对方的感受,会被认为是一种很好的社会性特质。另外,如果你出错了,道歉总是没错的,比如可以说:"对不起,是不是有什么问题?"

补救策略可能包括对自己所说的话进行评估,看看到底是不是自己想要表达的意思,精心组织语言、以更准确的表达重新说出自己的想法,或者问问对方他们听到的是什么,这样你就可以知道他们是如何解读你所说的话的。这个时候,你就可以为沟通问题道歉,换一种方法,重新解释你真正的意思。如果没有达到自己的第一个目标,没有说清楚或者听清楚,那么接下来,最好就是道歉。

开列清单

对于阿斯伯格综合征人士来说,想要帮助他们提高条理性、完成任务,开列清单是非常有效的办法。要充分利用这个方法,一定要遵循下列步骤:

1. 想想哪些事情是重要的。
2. 把这些任务按照最合理的顺序排序。
3. 如果可能的话,把这些任务合并一下,以便充分利用好自己的时间。举个例子,等待衣服烘干的时候可以查收邮件,洗澡的时候可以回忆当天早上干了什么。

4. 完成清单上的任务。把没有完成的任务，另开一张单子誊上去，留着第二天用，已经完成的就勾掉。

使用这种方法的时候，记得要把事情写下来，这一点很重要。不要试图把自己要做的事情全都记在脑子里。一定要提前做好计划。不要等到最后一刻才想起要开列清单。给自己设定一个截止时间，遵守这个时间。把清单里要做的事情按照重要性排序。在判断有些事情是否重要时，还要考虑其他人的观点。举个例子，你自己可能并不觉得考勤打卡有多重要，但是你的老板可能觉得这是最为重要的事情，那么你在开列当天任务清单的时候，就要把你老板的观点考虑在内。

既要专注，又要灵活。养成开列任务清单的习惯，但也不要成为它的奴隶。执行的时候要允许自己有必要的调整。使用这种方法，会让你的生活变得简单一些，让你觉得没有那么紧张。关于任务清单，有句话说得好："做好计划，执行计划，为防意外，留有余地！"

随时记录

随时记录非常重要，阿斯伯格青少年和成人在努力提高社交理解能力的时候，可以随时记录自己的观察和思考。在工作岗位、学校学习或者社区生活中都可以使用这个方法。为了充分利用这个方法，一定要使用有效的记录策略。做记录的时候，有以下几个小窍门：

- 只记录值得记的东西；一定要把说话人的名字、身份和对话日期记下来。
- 用自己的话记录，或者记录对方的原话，哪个简单就用哪个。
- 记录的时候不要用句子，要用短语、词组，越短越好。
- 注意仔细听开头和结尾的话。
- 注意仔细听提示性的词，尤其是数字。
- 不用记具体例子，除非是理解对方意思所必需的。

- 能用缩写就用缩写。
- 对当时没记下来的内容，留个空地，之后再问再写下来。
- 日期、步骤、图表之类的东西要记下来。
- 把自己想说的话以及额外的问题写在括号里。

⁂ 角色扮演

角色扮演是一种教学方法，可以帮助学生学习在不同的社交场合如何反应（Betts & Patrick, 2006）。角色扮演，指的是两个以上的人把脚本上的情节演出来，以此练习新技能，这种方法可以让人们练习新技能的时候不用担心犯错。脚本里的情节一般都是虚构的，让参与者有机会扮演不同的角色，这样可以帮助他们理解别人的价值观和立场。

⁂ 脚本演练

使用脚本，可以让你提前演练对话，之后再去和有可能成为朋友的人进行实际的对话，这样等到真正对话的时候就能自在一些。脚本里包括双方的"台词"。一个脚本写完以后，可以交给不同的人来演练，并根据他们的实际情况进行修改。脚本在最初使用的时候，是一种外部支持资源，通过练习，可以内化成使用者自己的东西。写脚本的时候，要记住准备一些不单单用"是"或者"不是"就能回答的问题。用"怎么样""为什么""哪里"开头的问题都是很好的问题。

你可能想写只谈兴趣爱好的对话脚本，也可能想在对话脚本里做个"自我坦白"。自我坦白，指的是告诉对方你的障碍情况，因为对方可能已经从你的一些行为或者表现看出你有某些障碍，这样做的目的是为了说明原因。在很多情况下，别人应该早就发现了你的社交问题，因为普通人，如果社交能力处于正常水平的话，很容易就能察觉别人在语用方面的问题。一旦对方理解了这个问题是怎么回事的话，一般来说都会给予积极的回应。

自我评估

自我评估是所有人都应该必备的一种能力。我们是通过自我评估和自我检测，才开始认识到自己在生活中有需要改变或者调整的地方。对于想要在社交关系方面做出改变的阿斯伯格综合征人士来说，在这个方面进行自我评估有助于做好规划。

很多组织、企业和学校都会通过这种评估去发现被评估人有哪些优势，以及在哪些方面还需要提高和改善。自我评估的最终结果应该是制订改进计划，并且通过具体行动去监督计划进展。

很多工具都可以用来进行自我评估，比如评估量表、勾选清单、问卷调查和个人日志。本书选用的是评估量表，用来反映个案的基线状态。有些行为是进行有效社交互动所必需的，通过评估量表可以测评个案在某个具体行为方面有哪些优势、哪些弱势。使用评估量表的目的是让个案在评估过程中进行自我检测，不是为了诊断。自我评估的结果可以用来判断哪些与社会性有关的方面需要优先改善。

自我决定

自我决定对于所有人来说都是非常重要的，不管有没有残障，不管残障类型如何、严重程度如何。

> 自我决定的品质结合了能力、知识和信念，能让人专注于自己的目标，能够自我规范、自主自治。想要自我决定，必须了解自己的优势和局限，相信自己有能力、能做好。有了这些能力和态度，就会有更大的能力去把握自己的生活，真正长大成人。（Field et al. 1998）

掌握自我决定相关技能，再结合个人的需求、兴趣、目标恰当使用，可以让人受益匪浅。举个例子，一个需要大量支持资源的人，参观了不同的生活安置地点以后，选择了适合自己需要的生活安置形式，这就是自我决定的一种表现。同样，想要考大学的高中生，选择了适合自己兴趣和优势的学校，这也是自我决定的表现。

想要自我决定，需要知识、能力和信念。对于残障人士而言，这些知识、能力和信念基本都不是随随便便就能学会的，必须通过直接教学法，再加上练习，才可能获得。这种教学一般都是在高中到成人这个转衔过渡阶段进行的，不过在一生当中任何阶段也都可以进行。想要学习这些技能，形成这种信念，什么时候开始都不晚。

自我决定，是为了让人更好地把握自己的生活。想要把握自己的生活，就必须学会如何去作决定。想要在职业发展方面做出明智选择，需要的具体能力如下：

- 做计划的时候，既能考虑眼前，又能考虑将来。
- 能够把握自己的生活。
- 自尊自信。
- 既有能力，又有意愿去探索职业发展道路、发掘职业发展机会。
- 愿意提出问题，寻求解决办法。
- 愿意寻求和利用各种支持资源。
- 愿意参加学校和社区的各种活动。

想要在生活安置形式方面做出明智选择，需要的具体能力也是一样的，所以发展上述七个方面的能力将是迈向独立自主目标的一大步。

自我坦白

自我坦白，指的是告诉别人自己有残障。什么时候说、什么时候不说，这个很难讲。坦陈自己的残障状况，有时候是因为想要争取老师或者雇主的理解，这样就可以争取到学校或者单位的一些特殊照顾。有时候是因为对方可能会成为你的朋友，如果知道你的有些行为是因为残障状况导致的，可能就会更加理解和包容。不想坦白自己的残障状况，往往是因为害怕受到歧视。

对于有些人来说，残障情况是一目了然的，那么坦白与否其实根本不是问题。但是对于阿斯伯格综合征人士来说，情况就不一样了。绝大多数情况下，阿斯伯格综合征从表面上是看不出来的。对于看得见的残障，需要讨论的是说到什么程度。而对于阿斯伯格青少年和成人来说，问题在于说不说、说多少。

说不说、说多少，取决于与对方的关系。如果对方属于"点头之交"这种关系，比如老师或者雇主，可能只需要告知具体的诊断名称以及学业或者就业所需要的特殊照顾就可以了。一般来说，如果对方与你只是"点头之交"，就不用或者不想知道你经历了多少挣扎，面临着多少困难。这些东西不是这种关系的人需要了解的。

如果对方属于"朋友"关系，随着交往日深，可以详细说一下自己的残障状况。在这种关系中，双方有义务互相关心，朋友也因此更加值得信任、值得托付，就可以把这样的事情告诉给他。要记住，朋友常常愿意照顾你的特殊困难，但是一般来说，他们不会愿意或者也没有资格成为你的治疗师。因此，非常重要的事情，你可以告诉朋友，但是那种长期的或者严重的情绪问题，最好还是留给治疗师或者咨询师。

聊天的时候，认识的人或者朋友常常会聊到个人的私事，这样可以增进彼此的了解，进一步发展友好关系。有的人可能会直接提问，或者透露一些自己的事情，以此换得对方"交心"，这样就可以获取更多的信息。这种情况下，需要判断这个问题或者对话的走向是不是让你觉得舒服。记住，你可以不回答让你不舒服的个人问题，也可以转换话题，这都是完全可以接受的。

个人日志

个人评估量表

评估指南

阅读下列句子,根据你对自己的了解,选择最符合你个人情况的一项,把代表该项的数字写在这一行末尾的横线上。

示例:我喜欢吃比萨。

非常符合(4)　符合(3)　不符合(2)　非常不符合(1)　__3__

1. 我很善于倾听。

非常符合(4)　符合(3)　不符合(2)　非常不符合(1)　___

2. 我可以保持很长时间的注意力。

非常符合(4)　符合(3)　不符合(2)　非常不符合(1)　___

3. 我能注意到周围的人。

非常符合(4)　符合(3)　不符合(2)　非常不符合(1)　___

4. 我很有礼貌。

非常符合(4)　符合(3)　不符合(2)　非常不符合(1)　___

5. 别人对我生气了,即便一句话都不说,我也能感觉得到。
非常符合(4)　符合(3)　不符合(2)　非常不符合(1)　＿＿

6. 别人能听懂我说的话。
非常符合(4)　符合(3)　不符合(2)　非常不符合(1)　＿＿

7. 我能向别人问问题,了解我想知道的事情。
非常符合(4)　符合(3)　不符合(2)　非常不符合(1)　＿＿

8. 我说话的时候,音量、语速和语调变化都比较合适。
非常符合(4)　符合(3)　不符合(2)　非常不符合(1)　＿＿

9. 我喜欢和别人打交道。
非常符合(4)　符合(3)　不符合(2)　非常不符合(1)　＿＿

10. 看到别人受苦,我会想哭。
非常符合(4)　符合(3)　不符合(2)　非常不符合(1)　＿＿

11. 我喜欢和陌生人说话。
非常符合(4)　符合(3)　不符合(2)　非常不符合(1)　＿＿

12. 我能记住别人的名字。
非常符合(4)　符合(3)　不符合(2)　非常不符合(1)　＿＿

13. 我和别人相处融洽。
非常符合(4)　符合(3)　不符合(2)　非常不符合(1)　＿＿

14. 我喜欢告诉别人我自己的事。
非常符合(4)　符合(3)　不符合(2)　非常不符合(1)　＿＿

15. 别人不见了,或者走开了,我能注意得到。
非常符合(4)　符合(3)　不符合(2)　非常不符合(1)　＿＿

16. 我有朋友。
非常符合(4)　符合(3)　不符合(2)　非常不符合(1)　＿＿

17. 我能表达感情。

    非常符合（4） 符合（3） 不符合（2） 非常不符合（1） ___

18. 出现矛盾冲突的时候，我能处理。

    非常符合（4） 符合（3） 不符合（2） 非常不符合（1） ___

19. 我能明白别人想要什么。

    非常符合（4） 符合（3） 不符合（2） 非常不符合（1） ___

20. 我能控制自己不冲动、不乱动。

    非常符合（4） 符合（3） 不符合（2） 非常不符合（1） ___

21. 我喜欢参加聚会。

    非常符合（4） 符合（3） 不符合（2） 非常不符合（1） ___

22. 我说话很清楚。

    非常符合（4） 符合（3） 不符合（2） 非常不符合（1） ___

23. 我会为有些人感到难过。

    非常符合（4） 符合（3） 不符合（2） 非常不符合（1） ___

24. 我能理解别人说的话。

    非常符合（4） 符合（3） 不符合（2） 非常不符合（1） ___

算出总分

把上述量表中每个题的得分写在相应的栏目里。举个例子，第1题是"我很善于倾听"，如果你给自己打了2分，就把2写在"倾听技能"这个栏目里。重复这个过程，把所有得分都写在相应的栏目里。把每个栏目里各题的得分加起来，算出该栏目的总得分。用这个总得分除以该栏目的满分。举个例子，如果你在"自我调控技能"这个栏目里的总得分是8，这个栏目的满分是12，那么用8除以12，得到的百分比是66%，这个得数就是你在这个栏目所得的百分比。把每个栏目的百分比都算出来，再把这些百分数写到后面的"评估结果解读总结"中去。

倾听技能（1, 5, 24）
第 1 题 _____
第 5 题 _____
第 24 题 _____
总得分 _____
栏目满分　12
_____ ÷ 12 = _____

自我调控技能（2, 18, 20）
第 2 题 _____
第 8 题 _____
第 20 题 _____
总得分 _____
栏目满分　12
_____ ÷ 12 = _____

观察技能（3, 12, 15）
第 3 题 _____
第 12 题 _____
第 15 题 _____
总得分 _____
栏目满分　12
_____ ÷ 12 = _____

社交技能（4, 9, 13, 16, 21）
第 4 题 _____
第 9 题 _____
第 13 题 _____
第 16 题 _____
第 21 题 _____
总得分 _____
栏目满分　20
_____ ÷ 20 = _____

口语能力（6, 8, 22）
第 6 题 _____
第 8 题 _____
第 22 题 _____
总得分 _____
栏目满分　12
_____ ÷ 12 = _____

对话技能（7, 11, 14, 17）
第 7 题 _____
第 11 题 _____
第 14 题 _____
第 17 题 _____
总得分 _____
栏目满分　16
_____ ÷ 16 = _____

共情能力（10, 19, 23）
第 10 题 _____
第 19 题 _____
第 23 题 _____
总得分 _____
栏目满分　12
_____ ÷ 12 = _____

评估结果解读总结

	百分比	对应解释 *
倾听技能	_____	_____
自我调控技能	_____	_____
观察技能	_____	_____
社交技能	_____	_____
口语能力	_____	_____
对话技能	_____	_____
共情能力	_____	_____

＊详见下面的对应解释。

自我评估结果解释

百分比	对应解释
0 ~ 25%	影响极大——目前的技能水平对社交关系的发展可能产生极大的负面影响
26% ~ 50%	影响很大——目前的技能水平对社交关系的发展可能产生很大的负面影响
51% ~ 75%	影响较大——目前的技能水平对社交关系的发展可能产生较大的负面影响
76% ~ 100%	可以接受——目前的技能水平对社交关系的发展可能产生积极的影响

评估量表样例

1. 我很善于倾听。
   非常符合（4）　符合（3）　不符合（2）　非常不符合（1）　<u>3</u>

2. 我可以保持很长时间的注意力。
   非常符合（4）　符合（3）　不符合（2）　非常不符合（1）　<u>2</u>

3. 我能注意到周围的人。
   非常符合（4）　符合（3）　不符合（2）　非常不符合（1）　<u>3</u>

4. 我很有礼貌。
   非常符合（4）　符合（3）　不符合（2）　非常不符合（1）　<u>3</u>

5. 别人对我生气了，即便一句话都不说，我也能感觉得到。
   非常符合（4）　符合（3）　不符合（2）　非常不符合（1）　<u>2</u>

6. 别人能听懂我说的话。
   非常符合（4）　符合（3）　不符合（2）　非常不符合（1）　<u>2</u>

7. 我能向别人问问题，了解我想知道的事情。
   非常符合（4）　符合（3）　不符合（2）　非常不符合（1）　<u>2</u>

8. 我说话的时候，音量、语速和语调变化都比较合适。
   非常符合（4）　符合（3）　不符合（2）　非常不符合（1）　<u>3</u>

9. 我喜欢和别人打交道。
   非常符合（4）　符合（3）　不符合（2）　非常不符合（1）　<u>2</u>

10. 看到别人受苦，我会想哭。
    非常符合（4）　符合（3）　不符合（2）　非常不符合（1）　<u>2</u>

11. 我喜欢和陌生人说话。
    非常符合（4）　符合（3）　不符合（2）　非常不符合（1）　<u>2</u>

12. 我能记住别人的名字。
    非常符合（4）　符合（3）　不符合（2）　非常不符合（1）　<u>1</u>

13. 我和别人相处融洽。
    非常符合（4） 符合（3） 不符合（2） 非常不符合（1） **3**

14. 我喜欢告诉别人我自己的事。
    非常符合（4） 符合（3） 不符合（2） 非常不符合（1） **2**

15. 别人不见了，或者走开了，我能注意得到。
    非常符合（4） 符合（3） 不符合（2） 非常不符合（1） **1**

16. 我有朋友。
    非常符合（4） 符合（3） 不符合（2） 非常不符合（1） **2**

17. 我能表达感情。
    非常符合（4） 符合（3） 不符合（2） 非常不符合（1） **2**

18. 出现矛盾冲突的时候，我能处理。
    非常符合（4） 符合（3） 不符合（2） 非常不符合（1） **2**

19. 我能明白别人想要什么。
    非常符合（4） 符合（3） 不符合（2） 非常不符合（1） **3**

20. 我能控制自己不冲动、不乱动。
    非常符合（4） 符合（3） 不符合（2） 非常不符合（1） **4**

21. 我喜欢参加聚会。
    非常符合（4） 符合（3） 不符合（2） 非常不符合（1） **1**

22. 我说话很清楚。
    非常符合（4） 符合（3） 不符合（2） 非常不符合（1） **3**

23. 我会为有些人感到难过。
    非常符合（4） 符合（3） 不符合（2） 非常不符合（1） **3**

24. 我能理解别人说的话。
    非常符合（4） 符合（3） 不符合（2） 非常不符合（1） **2**

评估结果计算样例

　　把上述量表中每个题的得分写在相应的栏目里。举个例子，第1题是"我很善于倾听"，如果你给自己打了2分，就把2写在"倾听技能"这个栏目里。重复这个过程，把所有得分都写在相应的栏目里。把每个栏目里各题的得分加起来，算出该栏目的总得分。用这个总得分除以该栏目的满分。举个例子，如果你在"自我调控技能"这个栏目里的总得分是8，这个栏目的满分是12，那么用8除以12，得到的百分比是66%，这个得数就是你在这个栏目所得的百分比。把每个栏目的百分比都算出来，再把这些百分数写到后面的"评估结果解读总结"中去。

倾听技能（1, 5, 24）
第 1 题   3
第 5 题   2
第 24 题   2
总得分   7
栏目满分   12
7 ÷ 12 =   58%

自我调控技能（2, 18, 20）
第 2 题   2
第 8 题   2
第 20 题   4
总得分   8
栏目满分   12
8 ÷ 12 =   66%

观察技能（3, 12, 15）
第 3 题   3
第 12 题   1
第 15 题   1
总得分   5
栏目满分   12
5 ÷ 12 =   42%

社交技能（4, 9, 13, 16, 21）
第 4 题   3
第 9 题   2
第 13 题   3
第 16 题   2
第 21 题   1
总得分   11
栏目满分   20
11 ÷ 20 =   55%

口语能力（6, 8, 22）
第 6 题   2
第 8 题   3
第 22 题   3
总得分   8
栏目满分   12
8 ÷ 12 =   66%

对话技能（7, 11, 14, 17）
第 7 题   2
第 11 题   2
第 14 题   2
第 17 题   2
总得分   8
栏目满分   16
8 ÷ 16 =   50%

共情能力（10, 19, 23）
第 10 题   2
第 19 题   3
第 23 题   3
总得分   8
栏目满分   12
8 ÷ 12 =   66%

评估结果解读总结样例

	百分比	对应解释
倾听技能	58%	影响较大
自我调控技能	66%	影响较大
观察技能	42%	影响很大
社交技能	55%	影响较大
口语能力	66%	影响较大
对话技能	50%	影响很大
共情能力	66%	影响较大

我能当个合格的朋友吗

阅读下列句子，仔细思考。根据自己的实际情况，选择"是"或者"否"，画圈标记。

· 我很会合作。	是	否
· 我很善于倾听。	是	否
· 我喜欢跟人讲话。	是	否
· 我能帮助别人。	是	否
· 我能和别人分享自己的东西。	是	否
· 我可以花时间跟别人共处。	是	否
· 我愿意帮助朋友，即便其实我更想干别的事。	是	否
· 朋友有自己的想法，我可以接受，不会生气。	是	否
· 我能为别人保守秘密。	是	否
· 我会给朋友提出有用的建议，但不会很霸道。	是	否
· 我能接受朋友的建议，不会生气。	是	否
· 朋友有困难的时候，我会伸出援手。	是	否
· 我能当个合格的朋友。	是	否

个人兴趣调查

在下列活动中，选择你喜欢的。之后把这些活动按照你喜欢的程度排序，最喜欢的排在第1位，最不喜欢的排在第15位。

活动或者兴趣	从1到15排序
参加教堂活动	————
骑自行车	————
用电脑	————
做饭	————
下饭店	————
养宠物	————
投入爱好	————
运动	————
玩电子游戏/电脑游戏	————
看书	————
游泳	————
散步	————
看电影	————
看比赛	————
写东西	————
其他[①]_____	————

[①] 编注：如果有其他喜欢的活动或兴趣，也可以列出，加入排序。

对话要点和对话脚本

对话要点，指的是把跟别人对话时想说的话题或者内容一条条列出来、写上序号，对话的时候按照这个提纲说。跟认识的人或者想要交朋友的人对话时，对话要点可以起到很大的作用。

对话要点样例

下面这个对话要点可以用来指导你如何邀请别人和你一起去看足球比赛。

- 打招呼。
    - 嗨，又见面了。
    - 嗨，你好。
- 闲聊天。
    - 怎么样？挺好的吧。或者 最近过得怎么样啊？
    - 最近忙什么呢？
- 引出话题。
    - 你喜欢运动吗？
    - 你是足球迷吗？
- 提出问题。
    - 你去现场看过比赛吗？
    - 我有两张下周六的票，咱俩一起去吧。（如果对方说"看过"）
    - 说不定你会喜欢看呢，我有两张下周六的票，咱俩一起去吧。特别好看！（如果对方说"没有"）

对话脚本和对话要点差不多，不过规定得更细致一些。写脚本的时候，要尽量写那种不单单用"是"或者"不是"就能回答的问题，用"怎么样""为什么""哪里"开头的问题，都是很好的问题。

对话脚本样例

你： 嗨，马蒂！（等待对方回应）

马蒂：嗨！

你： 听说你对世界杯足球赛特别感兴趣，是吗？

马蒂：是啊。

你： 那你去看过联赛吗？

马蒂：看过。

你： 你最喜欢哪个队？

马蒂：我最喜欢英格兰队。

你： 我也是，你觉得他们踢得怎么样？

马蒂：我觉得很好。

你： 你怎么喜欢上足球的？

马蒂：我小时候就开始踢足球了，现在我家孩子都爱踢足球。

你： 太棒了！我想约几个朋友下周一起看比赛，你有空吗？要是没空的话，决赛时候一起看怎么样？

马蒂：下周我挺忙的，不过决赛时候可以。这是我电话，电话约就行。

你： 好的，回头给你打电话，再见。

实事求是的评估

评估指南

下列问题用于评估你的沟通技能水平,请一定实事求是作答。你的回答将用来评估你会不会说话、会不会听别人说话。评估结果能让你对自己的沟通技能水平有一个新的了解,从而帮助你提高自己的沟通水平。

说话的时候
- 我希望对方能听懂我表达的意思。①
- 我说得很清楚。
- 我说话不跑题。
- 想换个话题的时候,我会说一些过渡的话。
- 我会观察对方,注意看对方有没有听懂了的表示。
- 一旦发现问题,我会想办法调整我的表达。
- 如果不清楚这种调整是否奏效,我会问对方他们有没有听懂我说的话。

听别人说话的时候
- 我会全神贯注地听别人说话。
- 我会通过眼神交流或者眼神关照尽量让对方看出来我是在认真听他说话。
- 我会忍着不打断别人说话。
- 我会等着轮到我的时候再说话。
- 别人正在说话的时候,我尽量不发表意见。
- 如果我不明白对方说的话,我会请对方解释。
- 我会问问对方我能不能用自己的话复述一下他所说的内容,这样就可以确认我理解得到底对不对。

---

① 编注:原文即使用陈述句。

我能恋爱吗

评估指南

想象一下自己要谈恋爱,回答下列问题。通过你的回答,可以判断最适合你的恋爱关系是什么样的。

1. 列出你的个人兴趣爱好。
2. 你喜欢怎么安排时间?
3. 你抽出时间来谈恋爱吗?
4. 如果能的话,能抽出多少时间?
5. 你有什么能给恋爱对象的呢?
6. 你跟人约会是因为想有个伴吗?
7. 你跟人约会是因为想要发展恋爱关系吗?
8. 你愿意对他(她)一心一意吗?
9. 你希望别人对你一心一意吗?
10. 你想要结婚吗?
11. 你希望有孩子吗?
12. 你愿意长期相处、慢慢发展吗?
13. 如果是的话,你会如何跟你的恋爱对象、未来伴侣表达这种想法?
14. 你想跟恋爱对象坦白你有阿斯伯格综合征吗?
15. 如果想坦白的话,你觉得可以怎么做?
16. 你觉得你在恋爱中会遇到的最大的困难是什么?
17. 你会怎么克服这个困难?

个人安全守则

使用指南

　　列出你经常去的地方，比如网络上，比如家、单位、学校、商场、小店、医院、健身房等。写几条个人安全守则，说明一下在这些地方如果碰到陌生人，应该怎么保证自己的安全。

示例

　　在家里：

　　1. 自己在家的时候不能给陌生人开门。

　　2. 陌生人打电话来，不能透露自己的个人信息。

　　在网上：

　　1. 在网上不能泄露自己的个人信息和财务信息。

　　2. 不能跟网上认识的陌生人见面。

　　3. 如果有陌生人在网上跟你联络，要告诉别人。

_____
_____
_____
_____
_____
_____
_____
_____

行为即沟通

使用指南

注意观察记录孩子的语言和非语言行为。记录这些行为，可以让你发现他们的行为模式，将来解读他们的行为时就会容易一些。好的行为和不好的行为都要记录，这样会更有用。一定要注意观察和记录这些行为之前和之后都发生了什么事情。

示例

今天早饭的时候，萨莉特别叽歪。她平时都挺开心的，之前没有过这种表现。她大哭大叫，好像疯了一样，把面前的吃的全都推开，把头使劲向后仰。我想起来了，在我把她抱到儿童餐椅上之前，她指着碗橱，好像在要什么东西。我告诉她不要再哭了，否则我就得把她抱下来。她哭得更厉害了，于是我把她抱了下来。她马上就不哭了，径直走到碗橱那里，又指了一下。我发现她是想吃面条，所以，刚才的情绪爆发，是在表达她早饭想吃什么。

_____

_____

_____

_____

_____

_____

_____

身体语言观察指南

使用指南

和朋友或者家人一起看电影或者电视剧的时候,选中两个演员,其中一个作为剧中"好人"形象的代表,另一个作为剧中"坏人"形象的代表,观察 10 ~ 15 分钟。观察分段进行,10 ~ 15 分钟结束以后把这几段观察到的东西加以比较。回头复习本书有关非语言沟通那部分的内容。

观察对象:主人公、主要角色或者"好人"形象的代表

他们通过面部表情表达出来的情绪有:

_____
_____
_____
_____

他们通过体态姿势表达出来的信息有:

_____
_____
_____
_____

他们通过语言表达出来的信息有:

_____
_____
_____
_____

观察对象：配角、反派或者"坏人"形象的代表

他们通过面部表情表达出来的情绪有：
_____
_____
_____

他们通过体态姿势表达出来的信息有：
_____
_____
_____

他们通过语言表达出来的信息有：
_____
_____
_____

* * * * * * *

不管是主角还是配角，正面人物还是反面人物，他们的情绪表现或者沟通行为中有自相矛盾的地方吗？如果有，列出来。
_____
_____
_____

除了上面那些，你还观察到了什么？
_____
_____
_____

如何实现健康生活：营养与健身

使用指南

记录每天的饮食，连续记录 7 天。记录每天的健身活动类型以及锻炼时长，连续记录 7 天。

日期	早晨	中午	傍晚	晚上	健身活动

如何实现健康生活：睡眠规律

使用指南

记录就寝时间、从就寝到入睡平均需要多长时间、入睡之后大概会醒几次、早上起床时间。算出睡眠总时长。

日期	就寝时间	需要多长时间才能睡？ （估算时长）	入睡之后会醒几次？ （估算次数）	起床时间	睡眠总时长

生活安置形式

使用指南

阅读下列句子，选择符合你想法的一项，画圈。

1. 我想有自己的地方住。	是	否
2. 我愿意自己一个人住。	是	否
3. 我愿意跟别人一起住。	是	否
4. 我有能力照顾自己。	是	否
5. 我能照看好自己的东西。	是	否
6. 我能管理好自己的财务。	是	否
7. 我会开车，或者乘坐公共交通工具。	是	否
8. 我可以自己跟人沟通。	是	否
9. 我有工作。	是	否
10. 我有经济补助。	是	否
11. 我想租个公寓。	是	否
12. 我需要一些辅助才能自己住。	是	否

如果你想自己住，但需要某些资源支持，请将其列出来。

_____
_____
_____
_____

个人卫生和仪表整洁

外表看起来干净整洁的人是不是格外受人尊重？有关香皂、沐浴、水疗、皮肤护理和洗衣液的广告是不是有很多？有关干净整洁的谚语是不是挺常见的，比如"整洁，才会圣洁"？人们是不是经常谈论干净不干净、整洁不整洁的话题？一个人如果蓬头垢面的，是不是同时还有其他不良特征？如果不遵守这方面的准则，你觉得自己会损失什么？

_____
_____

你所在的文化里对于仪表整洁是如何定义的，把你所观察到的符合这种仪表整洁之人的特点列出来。

_____
_____

与他们相比，你做得怎么样？

_____
_____

现在你已经把自己的打扮风格和你观察到的那些人做了比较，你觉得需不需要改变或者调整自己的习惯？把你想要改变的方面列出来，然后列个计划，让自己努力实现这些目标。

_____
_____

那些仪表整洁的人，获得了哪些好处？如果一个人不修边幅、邋里邋遢，你觉得他会损失什么？

_____
_____

感官困难

使用指南

把自己的感官困难列出来，之后描述一下你平时都是采取什么措施来帮助自己处理洗澡、穿衣和梳洗打扮、整理仪表这些事情的。

示例

感官困难：剪头发的时候，经常要用到理发器，我对那个声音特别敏感。

应对措施：尽量不剪头发，但是这样就让我看起来蓬头垢面、邋里邋遢的，我得找个能不用理发器、用剪子帮我剪头发的理发师。

感官困难：我对香水味特别敏感，因此，我尽量不用乳液和香露这类东西。别人告诉我，说我有时候身上有味儿，尤其是天热的时候。

应对措施：有时候我会往腋下抹点无味的滑石粉，而且我每天都洗澡，这样就能抑菌防臭。

感官困难：_____

应对措施：_____

感官困难：_____

应对措施：_____

感官困难：_____

应对措施：_____

家居布置

使用指南

你觉得每个房间都需要怎么布置，列出来。用不同的颜色标记一下。用一种颜色标记那些已经有了的东西，用另外一种颜色标记那些还没有、入住前需要买的东西。

示例

厨房：桌子和椅子；刀、叉、勺等餐具；炒锅、煎锅等炊具；锅铲、饭勺等烹饪工具；盘子和碗；簸箕和扫帚；微波炉；清洁用品；隔热垫；擦手巾和食品。

厨房：_____

_____

卫生间：_____

_____

客厅：_____

_____

餐厅：_____

_____

卧室：_____

_____

个人支出计划

使用指南

1. 根据自己的生活方式，制定一个分类支出计划。

2. 算一算每个分类需要多少预算。可以根据自己的工资存根、付费收据、付款账簿和付讫支票来确定预算额度。

3. 每个月都记下各个分类的实际支出。使用小记事本、个人计划表或者掌上电脑等来记录自己的支出情况。一定要把所有的花销都记下来。

4. 每个月底都总结自己在各个分类的支出情况。看看自己是不是花超了，或者给这个分类规划的预算是不是太多了。记住，在有的月份，某个分类里可能会多花点或者少花点，所以预算要留出一点余地。分析自己的进步，确立目标，如有必要及时调整。

5. 如果确实花得太多了，要么就得提高收入，要么就得减少支出。如果有欠债，影响自己的支出计划，那可能需要加一段时间班，或者做份兼职，把债还了。一定要避免再次出现类似情况。

支出计划样例

类别	预算额度	实际支出	差额
月收入	2000		
		1904	+96
税费	280	280	0
储蓄	100	100	0
支出			
房租	420	420	0
水电气费	150	180	−30
食品	380	400	−20
健康医疗	50	30	+20
公共交通	150	140	+10
偿还债务	0	0	0
娱乐活动	75	100	−25
宠物	0	0	0
衣服	100	85	+15
其他杂项			
洗漱卫生用品/家居用品	80	84	−4
礼品和捐赠	40	45	−5
洗理费	50	40	+10

继续教育计划

使用指南

回答下列问题,并写出原因。

一、你打算上大专院校、职业学校或者去当学徒吗?

_____
_____
_____

二、你是愿意住在家里,还是愿意住在学校或者单位呢?

_____
_____
_____

三、你在生活安排上有什么特殊需要吗?比如需要住单人寝室,需要特殊饮食,或者需要住在离教室比较近的地方。

_____
_____
_____

四、除了给所有学生都提供的学习条件以外,你还需要额外的支持资源吗?比如需要家教辅导,学业上需要照顾,考试的时候需要延时,需要有人提供教学笔记,或者需要结构化的课程大纲。

_____
_____
_____

五、除了给所有学生都提供的社交支持资源以外，你还需要额外的辅助吗？比如社交技能学习小组、社交方面的导师、心理咨询服务，或者在学校组织的活动中，在社交方面降低对你的要求。

_____
_____
_____

六、你有感官问题吗？比如受不了某些噪声、气味、香味，对光线、运动敏感，或者对某些触觉、味觉敏感。这些问题严重吗？够申请特殊照顾的标准吗？

_____
_____
_____

社交技能

编号	书名	作者	价格
*9500	社交故事新编（十五周年增订纪念版）	[美]Carol Gray	59.00
*9941	社交行为和自我管理：给青少年和成人的5级量表	[美]Kari Dunn Buron 等	36.00
*9943	不要！不要！不要超过5！：青少年社交行为指南		28.00
*9537	用火车学对话：提高对话技能的视觉策略	[美] Joel Shaul	36.00
*9538	用颜色学沟通：找到共同话题的视觉策略		42.00
*9539	用电脑学社交：提高社交技能的视觉策略		39.00
*0176	图说社交技能（儿童版）	[美]Jed E.Baker	88.00
*0175	图说社交技能（青少年版）		88.00
*0204	社交技能培训实用手册：70节沟通和情绪管理训练课		68.00
*9800	社交潜规则（第2版）	[美]Temple Grandin	68.00
*0150	看图学社交：帮助有社交问题的儿童掌握社交技能	徐磊 等	88.00

与星同行

编号	书名	作者	价格
*0109	红皮小怪：教会孩子管理愤怒情绪	[英]K.I.Al-Ghani 等	36.00
*0108	恐慌巨龙：教会孩子管理焦虑情绪		42.00
*0110	失望魔龙：教会孩子管理失望情绪		48.00
*9481	喵星人都有阿斯伯格综合征	[澳]Kathy Hoopmann	38.00
*9478	汪星人都有多动症		38.00
*9479	喳星人都有焦虑症		38.00
*0302	孤独的高跟鞋：PUA、厌食症、孤独症和我	[美]Jennifer O'Toole	49.90
*9090	我心看世界（最新修订版）	[美]Temple Grandin	49.00
*7741	用图像思考：与孤独症共生		39.00
8573	孤独症大脑：对孤独症谱系的思考		39.00
*8514	男孩肖恩：走出孤独症	[美]Judy Barron 等	45.00
8297	虚构的孤独者：孤独症其人其事	[美]Douglas Biklen	49.00
9227	让我听见你的声音：一个家庭战胜孤独症的故事	[美]Catherine Maurice	39.00
8762	养育星儿四十年	[美]蔡张美铃、蔡逸周	36.00
*8512	蜗牛不放弃：中国孤独症群落生活故事	张雁	28.00
*9762	穿越孤独拥抱你		49.00

经典教材 | 工具书 | 报告

编号	书名	作者	价格
*8202	特殊教育辞典（第3版）	朴永馨	59.00
*9715	中国特殊教育发展报告（2014-2016）	杨希洁、冯雅静、彭霞光	59.00
0127	教育研究中的单一被试设计	[美]Craig Kenndy	88.00
*8736	扩大和替代沟通（第4版）	[美]David R. Beukelman 等	168.0
9707	行为原理（第7版）	[美]Richard W. Malott 等	168.0
9426	行为分析师执业伦理与规范（第3版）	[美]Jon S. Bailey 等	85.00
*8745	特殊儿童心理评估（第2版）	韦小满、蔡雅娟	58.00
8222	教育和社区环境中的单一被试设计	[美]Robert E.O'Neill 等	39.00

新书预告

出版时间	书名	作者	估价
2022.06	应用行为分析与儿童行为管理（第2版）	郭延庆	49.00
2022.07	成人养护机构实战指南	[日]村本净司	59.00
2022.07	执行功能提高手册	[美]James T. Chok	48.00
2022.08	功能分析应用指南	[美]Adel Najdowski	48.00
2022.08	孤独症谱系障碍儿童独立自主行为养成手册	[美]Lynn E. McClannahan 等	49.00
2022.09	融合教育学校教学与管理	彭霞光	59.00
2022.09	孤独症儿童同伴干预指南	[美]Pamela J. Wolfberg	88.00
2022.10	课程本位测量入门指南（第2版）	[美]Michelle K. Hosp 等	69.00
2022.10	逆风起航：新手家长养育指南	[美]Mary Lynch Barbera	59.00
2022.10	阿斯伯格综合征青少年和成人的社交技能	[美]Nancy J. Patrick	49.00
2022.10	影子老师指导手册	[新]亚历克斯·利奥 W.M.等	39.00
2022.11	家庭干预实战指南	[日]上村裕章	59.00
2022.11	走进职场：阿斯伯格人士求职和就业完全指南	[美]Gail Hawkins	49.00
2022.12	应用行为分析与社交训练课程	[美]Mitchell Taubman 等	88.00
2022.12	准备上学啦	[美]Ron Leaf 等	88.00
2022.12	多重障碍学生教育	盛永进	69.00

微信公众平台：**HX_SEED**（华夏特教）

微店客服：**13121907126**（同微信）

天猫官网： **hxcbs.tmall.com**

意见、投稿： **hx_seed@hxph.com.cn**

标*号书籍均有电子书　　联系地址：北京市东直门外香河园北里4号（100028）

华夏特教系列丛书

书号	书名	作者	定价
*0137	孤独症入门		
*0137	孤独症谱系障碍：家长及专业人员指南	[英]Lorna Wing	59.00
*9879	阿斯伯格综合征完全指南	[英]Tony Attwood	78.00
*9081	孤独症和相关沟通障碍儿童治疗与教育	[美]Gary B. Mesibov	49.00
*0157	影子老师实战指南	[日]吉野智富美	49.00
*0014	早期密集训练实战图解	[日]藤坂龙司等	49.00
*0119	孤独症育儿百科：1001个教学养育妙招（第2版）	[美]Ellen Notbohm	88.00
*0107	孤独症孩子希望你知道的十件事（第3版）	[美]Ellen Notbohm	49.00
*9202	应用行为分析入门手册（第2版）	[美]Albert J. Kearney	39.00
	教养宝典		
*5809	应用行为分析和儿童行为管理	郭延庆	30.00
*0149	孤独症儿童关键反应教学法（CPRT）	[美]Aubyn C.Stahmer 等	59.80
9991	做·看·听·说（第2版）	[美]Kathleen Ann Quill 等	98.00
8298	孤独症谱系障碍儿童关键反应训练（PRT）掌中宝	[美]Robert Koegel 等	39.00
*9942	神奇的5级量表：提高孩子的社交情绪能力（第2版）	[美]Kari Dunn Buron 等	48.00
*9944	焦虑，变小！变小！（第2版）		36.00
*9496	地板时光：如何帮助孤独症及相关障碍儿童沟通与思考	[美]Stanley I. Greenspan 等	68.00
*9348	特殊需要儿童的地板时光：如何促进儿童的智力和情绪		69.00
*9964	语言行为方法：如何教育孤独症及相关障碍儿童	[美]Mary Lynch 等	49.00
9203	行为导图：改善孤独症谱系或相关障碍人士行为的视觉	[美]Amy Buie 等	28.00
9852	孤独症儿童行为管理策略及行为治疗课程	[美]Ron Leaf 等	68.00
*8607	孤独症儿童早期干预丹佛模式（ESDM）	[美]Sally J.Rogers 等	78.00
*9489	孤独症儿童的行为教学	刘昊	49.00
*8958	孤独症儿童游戏与想象力（第2版）	[美]Pamela Wolfberg	59.00
9324	功能性行为评估及干预实用手册（第3版）	[美]Robert E. O'Neill 等	49.00
*0170	孤独症谱系障碍儿童视频示范实用指南	[美]Sarah Murray 等	49.00
*0177	孤独症谱系障碍儿童焦虑管理实用指南	[美]Christopher Lynch	49.00
8936	发育障碍儿童诊断与训练指导	[日]柚木馥、白崎研司	28.00
*0005	结构化教学的应用	于丹	69.00
9678	解决问题行为的视觉策略	[美]Linda A. Hodgdon	68.00
9681	促进沟通技能的视觉策略		59.00

书号	书名	作者	定价
	融合教育		
*9228	融合学校问题行为解决手册	[美]Beth Aune	30.00
*9318	融合教室问题行为解决手册	[美]Beth Aune	36.00
*9319	日常生活问题行为解决手册		39.00
*9210	资源教室建设方案与课程指导	王红霞	59.00
*9211	教学相长：特殊教育需要学生与教师的故事	王红霞	39.00
*9212	巡回指导的理论与实践		49.00
9201	"你会爱上这个孩子的！"（第2版）	[美]Paula Kluth	98.00
*0078	遇见特殊需要学生：每位教师都应该知道的事	孙颖	49.00
9497	孤独症谱系障碍学生课程融合（第2版）	[美]Gary Mesibov	59.00
9329	融合教育教材教法	吴淑美	59.00
9330	融合教育的理论与实践	吴淑美	69.00
8338	靠近另类学生：关系驱动型课堂实践	[美]Michael Marlow 等	36.00
*7809	特殊儿童随班就读师资培训用书	华国栋	49.00
8957	给他鲸鱼就好：巧用孤独症学生的兴趣和特长	[美]Paula Kluth	30.00
	生活技能		
*0130	孤独症和相关障碍儿童如厕训练指南（第2版）	[美]Maria Wheeler	49.00
*9463	发展性障碍儿童性教育教案集/配套练习册	[美]Glenn S. Quint 等	71.00
*9464	身体功能性障碍儿童性教育教案集/配套练习册	[美]Glenn S. Quint 等	103.0
*9215	孤独症谱系障碍儿童睡眠问题实用指南	[美]Terry Katz	39.00
*8987	特殊儿童安全技能发展指南	[美]Freda Briggs	42.00
*8743	智能障碍儿童性教育指南		68.00
*0206	迎接我的青春期：发育障碍男孩成长手册	[美]Terri Couwenhoven	29.00
*0205	迎接我的青春期：发育障碍女孩成长手册	[美]Terri Couwenhoven	29.00
	转衔|职场		
*0296	长大成人：孤独症谱系人士转衔指南	[加]Katharina Manassis	59.00
*0301	我也可以工作！青少年自信沟通手册	[美]Kirt Manecke	39.00
*0299	职场潜规则：孤独症及其他障碍人士职场社交指南	[美]Brenda Smith Myles	39.00

术 语 表

辅助技术工具（Assistive Technology Device）：任何用来增加、保持或者提高残障人士能力的物品、设备或者产品体系，不管是直接从市场买到的，还是改装或者特制的。

扩大性沟通（Augmentative communication）：对现有的语言沟通进行补充的方法和工具。

沟通能力（Communication skills）：使人们清楚和准确地交流信息、思想、态度、观念和感受的所有技能的组合。

讲究方式方法（Diplomacy）：与人协商时含蓄而有策略。

同理心（共情）（Empathy）：从心智上讲，有认同他人的情绪、想法或者态度的能力。

语调（Intonation）：语言中用来表达某些语法特征的特定的语音标记。

语言（Language）：用来跟别人表达和交流思想、观点、态度、事件和情感的、全社会共享且认同的沟通体系。

音量（Loudness）：声音的大小，以分贝为测量单位。

说话没有抑扬顿挫（Monotone）：说话的时候音高比较单调，没有变化。

非语言沟通（Nonverbal communication）：通过发送和接收无声信息进行沟通的过程。

观察能力（Observations skills）：用来发现和记住社交情境中的事实或者正在发生的事情的所有技能的组合。

副语言提示（Paralinguistic cues）：说话人为了强调自己的重点，以便让对方听得更加清楚明白，在沟通过程中所使用的音高、音量、节奏、重音以及语调。

音高（Pitch）：声音的高低[①]。

语用（Pragmatics）：运用语言实现社交功能时需要遵循的规则。

互通有无（Reciprocity）：双方互相发出和接收信息的关系。

节奏（Rhythm）：语言的韵律模式，不同的语言有不同的韵律模式。

脚本（Scripts）：为了提示应该怎么做，提前写好的对话或者说明。

自我倡导（Self-advocacy）：为了给自己争取支持资源而发声或者写作。

自我决定（Self-determination）：自己做出选择和决定，不受制于人。

自我坦白（Self-disclosure）：透露有关自己个人状况的事实和细节。

自我评估（Self-examination）：对自己的行为及其想法、动机和情绪进行反思。

社交互动（Social interactions）：你来我往的社交交流，根据对方的话语或者行为做出相应的回应。

社交规则（Social rules）：社交规范，可以为身处某一社会的人们提供必要的指导原则，让他们知道如何得体行事、如何恰当融入。

社交能力（Social skills）：根据社交规则行事的所有技能的组合。

重音（Stress）：在沟通中，对某些词进行重点强调，强调的词不同，想要表达的信息也不同。

失业（Unemployed）：没有工作。

不充分就业（Underemployment）：虽然有工作，但是在工作报酬、工作时长或技术水平和工作经验方面都配不上其工作能力。

---

① 译注：以赫兹为测量单位。

图书在版编目（CIP）数据

了解你，理解我：阿斯伯格青少年和成人社会生活实用指南 /（美）南希·J. 帕特里克（Nancy J. Patrick）著；陈烽译. -- 北京：华夏出版社有限公司，2023.2

书名原文：Social Skills for Teenagers and Adults with Asperger Syndrome
ISBN 978-7-5222-0380-5

Ⅰ．①了… Ⅱ．①南… ②陈… Ⅲ．①孤独症－精神疗法 Ⅳ．①R749.99

中国版本图书馆 CIP 数据核字（2022）第 132018 号

Social Skills for Teenagers and Adults with Asperger Syndrome
By Nancy J. Patrick
Copyright © [Nancy J. Patrick, 2008]
This translation of 'Social Skills for Teenagers and Adults with Asperger Syndrome' is published by arrangement with Jessica Kingsley Publishers Ltd
www.jkp.com

©华夏出版社有限公司　　未经许可，不得以任何方式使用本书全部及任何部分内容，违者必究。

北京市版权局著作权合同登记号：图字01-2021-3192号

了解你，理解我：阿斯伯格青少年和成人社会生活实用指南

作　　者	［美］南希·J. 帕特里克
译　　者	陈　烽
责任编辑	张红云
出版发行	华夏出版社有限公司
经　　销	新华书店
印　　装	三河市少明印务有限公司
版　　次	2023 年 2 月北京第 1 版　　2023 年 2 月北京第 1 次印刷
开　　本	710×1000　　1/16 开
印　　张	11
字　　数	147 千字
定　　价	59.00 元

华夏出版社有限公司　地址：北京市东直门外香河园北里 4 号　邮编：100028
网址：www.hxph.com.cn　电话：（010）64663331（转）

若发现本版图书有印装质量问题，请与我社营销中心联系调换。